LEANDER STEINKOPF

Was der Schulmedizin fehlt

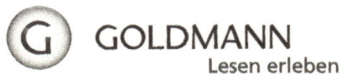

GOLDMANN
Lesen erleben

Buch

Wenn wir krank sind, zeigt unser Körper Symptome. Wir sind träge, müde, haben Fieber – die allseits bekannten Abwehrreaktionen unseres Organismus. Doch was, wenn diesen Krankheitsanzeichen noch eine andere Funktion zugrunde liegt, als nur gefährliche Erreger zu bekämpfen? Evolutionspsychologe Leander Steinkopf erklärt, welche Rolle menschliche Interaktion bei der Genesung spielt. Unsere Symptome sollen unseren Mitmenschen signalisieren, dass wir hilfsbedürftig sind. Erst wenn wir Anerkennung für unser Leiden bekommen, können sie abklingen. Was wir daher brauchen, ist ein Gesundheitssystem, das diesem Heilungsprozess Rechnung trägt und die Arzt-Patienten-Beziehung ernst nimmt.

Autor

Leander Steinkopf, geboren 1985, ist promovierter Evolutionspsychologe und lebt mit seiner Familie in München. Als freier Autor schrieb er bereits für zahlreiche Fachzeitschriften sowie für die Frankfurter Allgemeine Zeitung. Außerdem tritt er bei wissenschaftlichen Konferenzen als Redner auf.

 auch als E-Book erhältlich

LEANDER STEINKOPF

WAS DER SCHULMEDIZIN FEHLT

Wie Placebos wirken, wie Zuwendung heilt,
und warum die Evolution dafür verantwortlich ist

GOLDMANN

Alle Ratschläge in diesem Buch wurden vom Autor und vom Verlag sorgfältig erwogen und geprüft. Eine Garantie kann dennoch nicht übernommen werden. Eine Haftung des Autors beziehungsweise des Verlags und seiner Beauftragten für Personen-, Sach- und Vermögensschäden ist daher ausgeschlossen.

Sollte diese Publikation Links auf Webseiten Dritter enthalten, so übernehmen wir für deren Inhalte keine Haftung, da wir uns diese nicht zu eigen machen, sondern lediglich auf deren Stand zum Zeitpunkt der Erstveröffentlichung verweisen.

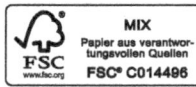

Penguin Random House Verlagsgruppe FSC® N001967

Dieses Buch ist bereits 2018 unter dem Titel
„Die andere Hälfte der Heilung"
im Mosaik Verlag erschienen.

1. Auflage
Vollständige Taschenbuchausgabe März 2022
Copyright © 2018 der Originalausgabe: Wilhelm Goldmann Verlag
Copyright © 2022 dieser Ausgabe: Wilhelm Goldmann Verlag, München,
in der Penguin Random House Verlagsgruppe GmbH,
Neumarkter Str. 28, 81673 München
Umschlag: Uno Werbeagentur, München
Umschlagmotiv: FinePic®, München
Satz: Buch-Werkstatt GmbH, Bad Aibling
Druck und Bindung: GGP Media GmbH, Pößneck
Printed in Germany
GS · IH
ISBN 978-3-442-17877-3

Besuchen Sie den Goldmann Verlag im Netz

INHALT

EINLEITUNG

FRÜHER HABE ICH nur ein geduldiges Lächeln aufgesetzt, wenn mir jemand berichtete, wie Akupunktur gegen seine Schmerzen hilft. Ich habe mir eine Erwiderung verkniffen, wenn mir eine Bekannte sagte, ihre Darmprobleme seien endlich verschwunden – dank Homöopathie. Ich habe nervös meinen Nacken geknetet, wenn jemand meinte, es gehe ihm nun viel besser, da er einen Arzt gefunden hat, der sich Zeit für ihn nimmt. Ich wollte sie nicht mit meinem wissenschaftlichen Weltbild belästigen, das keinen Raum bot für die Lehren von Akupunktur und Homöopathie, das den Arzt als Experten für Diagnose und Therapie zeichnete und nicht als Beauftragten für zwischenmenschliches Geplänkel. Immer habe ich geschwiegen und mir gedacht: »Unsinn!« Aber meine Auffassung hat sich geändert. Ich blieb bei meinem rationalen Weltbild, aber ich bekam eine Idee, wie die Heilungserfahrungen meiner Bekannten wissenschaftlich erklärbar sind. Aber dafür musste ich es erst selbst erleben.

Der Orthopäde ließ das Röntgenbild an den Leuchtschirm schnalzen, das Licht flackerte auf, und dann zeigte er mir, wie er meinen Beckenknochen auseinandernehmen und wieder zusammensetzen würde, um mein Problem zu beheben. Wir waren uns wortkarg wie im Western begegnet, hatten nur ein paar Sätze gewechselt, dann der Schuss des Röntgengeräts. Ich war mit ungeklärten Schmerzen gekommen, nicht besonders schlimm, nun hatte ich Diagnose und Behandlungsplan, und meine Schmerzen waren stark wie nie. Ich hatte erfahren, wie schwer mein Problem war, und das spürte ich nun. Ich wollte eine zweite Meinung. Der nächste Arzt schlug vor, meinen Oberschenkelknochen zu durchtrennen und etwas zu verdrehen, eine Kleinigkeit im Vergleich zum ersten Vorschlag, gleich schon waren meine Sorgen und meine Schmerzen geringer. Ein dritter Arzt sollte mir Gewissheit geben. Ich fragte ihn, welche der zwei Operationen er durchführen würde. Er antwortete: »Beide!« Mein Schmerz und meine Besorgnis erreichten neue Höhen, und ich trug sie eine Weile mit mir herum, denn zu einem vierten Arzt wagte ich mich nicht mehr.

Dann bekam ich eine Empfehlung. Ich weiß nicht mehr von wem, aber womöglich war es eine der Personen, für deren Heilungserfahrungen ich früher nur Schweigen und höfliches Lächeln übrighatte. Dieser Arzt nun nahm sich Zeit für mich, er ließ mich erzählen und von meinen Sorgen berichten, den Diagnosen der anderen Ärzte, er betrachtete Röntgenbilder und untersuchte mich. Erst verwarf er die Diagnosen der anderen, dann zerstreute er jede einzelne meiner Sorgen, und schließlich sprach er sehr streng den Satz: »Sie sind gesund!« Ich sollte wieder Sport machen und mich beflissen dehnen. Gleich ging es mir besser und mit der Zeit noch umso mehr.

Mir ging es besser, doch ich war verwirrt. Letztlich waren es nur Worte von ärztlichen Autoritäten, bedeutsame Bilder, zwischenmenschliche Interaktionen, die mich immer tiefer in Sorge und Schmerz und dann wieder herausgeführt hatten. Das passte nicht in das theoretische Modell der Medizin: der Mensch als Maschine, die Krankheit als eine Fehlfunktion, der Arzt als Techniker, die Behandlung als Reparatur. Kranksein bedeutet dann, dass die Maschine unrund läuft, Ausschuss produziert, jedenfalls nicht ideal ihren Dienst tut, zurückzuführen auf eine spezifische biomechanische Fehlfunktion. Für die wiederum gibt es eine bestimmte Ursache, etwa Verschleiß wie bei Arthrose, Fehljustierungen wie bei Hormonmangel oder äußere Faktoren wie Krankheitserreger. Zur Behandlung der Krankheit muss diese Ursache angegangen, beseitigt und behoben werden, etwa die Erreger abgetötet, das verschlissene Teil ausgewechselt oder der fehlgesteuerte Mechanismus wieder justiert werden. Auf diesem Modell beruht doch der ganze medizinische Fortschritt, von dem wir heute so profitieren! Ich war verwirrt, und ich suchte nach Ordnung, ich suchte sie wieder in der Wissenschaft. Und ich erkannte, ich war nicht irrational und auch die anderen, die mir ihre Heilungsgeschichten erzählt hatten, waren es nicht.

Unser Gefühl ist richtig, dass der Kranke mehr braucht als das passende Medikament. Wir empfinden zu Recht, dass ein guter Arzt mehr leisten muss als eine korrekte Diagnose. Dafür sprechen die Ergebnisse wissenschaftlicher Forschung. Da geht der grippale Infekt schneller vorüber, wenn die Ärzte einfühlsam zu ihren Patienten sind.[1] Die Behandlung der Knieschmerzen von Arthritispatienten zeigt mehr Erfolge, wenn man die Ärzte in Kommunikation geschult hat.[2] Nicht nur der Wirkstoff im Medikament bringt Linderung, sondern schon der bloße Akt der Medikamentengabe.[3] Nicht nur der entscheidende Eingriff während der Operation bringt dem

Patienten Besserung, sondern schon die bloße Tatsache des Operiertwerdens.[4] Weil sich jemand kümmert. Unwissenschaftliche Alternativmedizin wie Akupunktur oder Handauflegen können Linderung bringen, weil sie ein überzeugendes Ritual bilden, weil sich jemand Zeit nimmt und Nähe gibt.[5] Auf der anderen Seite können Symptome sich verschlimmern oder überhaupt erst entstehen, wenn jemand die entsprechende Sorge in uns weckt.[6]

Meine Verwirrung war gelindert, aber zufrieden war ich noch nicht. Wissenschaftliche Studien haben all diese Erkenntnisse erbracht, aber was sie nicht lieferten, war eine Erklärung, eine Begründung. Sie sagten nicht, warum. Aber ich hatte eine Idee. Mein jahrelanger Weg durch verschiedene wissenschaftliche Disziplinen ergab plötzlich Sinn. Ich wusste nun, wie ich diese Befunde in das wissenschaftliche Weltbild und das Modell der Medizin einfügen könnte. Ich wusste, warum.

Die Idee ist ganz einfach, doch verlangt sorgfältige Erklärung, und dafür schrieb ich dieses Buch. Wir Menschen sind soziale Wesen, denn wir haben eine lange Evolutionsgeschichte des Lebens in der Gruppe hinter uns. Dadurch, dass wir einander bei Krankheit helfen, formte uns die Evolution so, dass wir dieser Hilfe bedürfen und nach ihr verlangen. Diese biologisch festgelegten Bedürfnisse zu erfüllen ist notwendiger Bestandteil einer Behandlung. Zur spezifischen Intervention müssen Zuwendung und Sinn kommen – die andere Hälfte der Heilung. Diese andere Hälfte der Heilung bietet große Möglichkeiten, aber sie hat auch klare Grenzen. Sie wirkt nicht gegen physische Ursachen: Krebs, Keime, Knochenbrüche bekämpft sie nicht. Aber Symptome kann sie lindern, etwa Schmerz, Depressionen, Darmbeschwerden.

Wenn wir empfinden, dass ein Kranker mehr braucht als das passende Medikament, dass ein Arzt mehr bieten sollte als die korrekte Diagnose, dass Geduld und Einfühlung, Pflege und Fürsorge dazugehören, dann begehen wir keine sentimentale Menschelei, sondern blicken in das Funkeln einer entscheidenden Facette der menschlichen Natur. Kranksein ist nicht bloß das isolierte Problem des einzelnen Körpers, sondern ein soziales Phänomen, das auf zwischenmenschlicher Wechselwirkung beruht, genauso wie Paartanz, Fußball oder die Rede vor den Kollegen. Durch den evolutionären Blick dieses Buches werden wir nicht nur Kranksein und Heilung besser begreifen, sondern auch die Natur des Menschen ein bisschen besser verstehen.

ERSTER TEIL

SYMPTOMSIGNALE

ERKENNBAR ERKÄLTET

S TELLEN SIE SICH vor, Sie fangen sich eine Erkältung ein, einen Rhinovirus, das Übliche, so wie es vielen jedes Jahr wieder passiert. Ihr Körper setzt sich sogleich gegen diesen Eindringling zur Wehr. Er erhöht die Körpertemperatur, um ihm die Bedingungen zu erschweren und die eigene Immunabwehr zu begünstigen. Die Schleimproduktion in den Atemwegen wird verstärkt, um den Erreger nach draußen zu befördern, auch Husten und Niesen dienen dazu. Die typischen Symptome einer Erkältung sind also Verteidigungsreaktionen des Körpers.

Worüber wir uns üblicherweise beklagen, wenn wir erkältet sind, nämlich Husten, Schnupfen, Fieber, ist nicht das Werk des Virus, sondern die Antwort des Körpers auf den Virus, seine Art der Abwehr.[1] Und nun, da Sie diese Verteidigungsreaktionen zeigen, würde man sagen, Sie sind erkältet. Kaum jemand würde sich die Mühe machen, einen Nachweis zu führen, dass da tatsächlich dieser Rhinovirus in ihren Körper eingedrungen ist; die Symptome sind Information genug, und andere Menschen werden ihr Verhalten danach ausrichten.

Stellen Sie sich vor, Sie gehen in diesem Zustand zur Arbeit. Sie besteigen morgens den fast vollen Bus, finden noch einen Fensterplatz. An der nächsten Haltestelle steigt eine attraktive Person ein und setzt sich auf den Gangplatz neben Ihnen. Sie würden nun gern ein Gespräch beginnen, aber Sie wissen, dass Ihre Stimme rau ist und Ihre Nase verstopft, deswegen verhalten Sie sich ruhig. Doch nun müssen Sie niesen und suchen nach einem Taschentuch. Die Person neben Ihnen bemerkt nun Ihr vom Fieber gerötetes Gesicht, die leicht glasigen Augen und wendet sich schon etwas ab. Und dann niesen Sie. Und wenn Sie dabei nicht Ihre Augen geschlossen hätten, würden Sie sehen, wie sich das Gesicht der Person neben Ihnen vor Ekel verzerrt. Sie können gar nicht mehr aufhören zu niesen. Ihr Sitznachbar sucht sich einen gemütlichen Stehplatz am anderen Ende des Busses. Sie wissen nicht, warum die Person aufgestanden ist, vermuten bloß, dass sie bei Ihrem Niesen Ekel empfand, vielleicht hatte sie den Gedanken, dass die Gefahr einer Ansteckung besteht, vielleicht auch beides. Wohlgemerkt hat diese Person keinen Virus gesehen. Was sie stattdessen gesehen hat – und gehört und vielleicht sogar gespürt –, sind Verteidigungsreaktionen Ihres Körpers. Ihr Fieber und Ihr Niesen waren die Informationen, nach denen die Person ihr Verhalten ausrichtete.

Sie sind nun in der Arbeit angekommen, Sie nicken Ihrem Kollegen am Schreibtisch gegenüber nur knapp zu, dann schauen Sie, was es heute zu tun gibt. Es stehen einige Telefonanrufe an, und Sie fragen sich, wie Sie das mit verstopfter Nase und rauer Stimme erledigen sollen. Sie seufzen, und davon müssen Sie husten. Ihr Kollege schaut auf, sieht Ihr gerötetes Gesicht und kommentiert Ihren Husten mit: »Das hört sich aber nicht gut an!« Er sagt Ihnen, dass Sie besser nach Hause gehen sollten und erst wiederkommen, wenn es Ihnen besser geht. Sie erzählen ihm von den unaufschiebbaren Telefonaten, die für heute anstehen, und er erwidert: »Kein Problem. Das übernehme ich für dich.« Auch Ihr Kollege hat keinen Virus gesehen, er hat Ihren Husten bemerkt, hat die Veränderung Ihrer Stimme gehört, die von der Entzündung und der erhöhten Schleimproduktion kommt, mit der Ihr Körper das Rhinovirus bekämpft. Wieder sind es Verteidigungsreaktionen des Körpers, die diesmal Ihrem Kollegen als Information dienen. Und er zeigt ein gewisses Verhalten aufgrund dieser Information. Er entbindet Sie von Ihren Verpflichtungen, nimmt Ihnen die dringende Arbeit ab. Das ist wirklich nett von ihm. Sie kennen einander auch schon sehr lange. Die fremde Person heute Morgen im Bus wandte sich einfach ab und ging, ohne ein Wort zu sagen.

Sie haben es sich zu Hause auf der Couch bequem gemacht, aber bequem fühlt es sich nicht an, denn Sie sind krank. Am frühen Abend kommt Ihr Partner nach Hause. Ihr Partner merkt sofort, dass etwas mit Ihnen nicht stimmt, denn normalerweise liegen Sie um diese Tageszeit nicht auf dem Sofa, zugedeckt mit einer Wolldecke. Dann klingt Ihre Stimme auch noch anders als sonst, und beim Versuch eines Kusses setzt der Husten wieder ein. Ihr Partner sagt: »Du bleibst hier liegen! Ich mache dir eine Kanne Tee, und während du sie trinkst, gehe ich in den Supermarkt. Du brauchst eine Hühnersuppe.« Ihr Partner hat nichts von dem Rhinovirus gesehen, aber die Verteidigungsreaktionen Ihres Körpers bemerkt, die Entzündung der Atemwege, den Husten, Ihre körperliche Schwäche. Und Ihr Partner nimmt das zum Anlass, sich um Sie zu kümmern. Sie sollen nur liegen bleiben, Ihr Partner macht Tee und später noch Hühnersuppe. Das ist sehr nett.

Sie liegen nun allein auf dem Sofa und denken über das Kranksein nach. Wären Sie nicht krank, die attraktive Person im Bus hätte nicht ihren Platz verlassen, Ihr Kollege im Büro hätte Sie nicht nach Hause geschickt und Ihre Arbeit übernommen, Ihr Partner hätte Ihnen nicht Faulheit verordnet und wäre nun nicht damit beschäftigt, Sie zu umsorgen. Ihr Kranksein ist eine wichtige Information für andere. Dabei haben sie den bösen Rhinovirus nicht einmal gesehen. Sie haben nur bemerkt, wie sich Ihr Körper gegen ihn verteidigt.

Jetzt schauen Sie an sich selbst hinunter, besser gesagt, Sie schauen an sich selbst entlang, schließlich befinden Sie sich schon eine Weile in der Horizontalen. Ja, Ihr Kranksein ist eine wichtige Information für andere, die ihr Verhalten darauf abstimmen. Aber als Erstes ist das Kranksein eine Information für Sie selbst. Und wie die anderen verändern auch Sie Ihr Verhalten. Allerdings müssen Sie sich dafür nicht niesen hören und im Spiegel betrachten, Ihr Körper kennt da direktere Wege. Da es nämlich eine Menge Energie braucht, um so einen Virus zu bekämpfen, spart der Körper an anderen Stellen. Sie werden träge, Sie verlieren die Lust an Aktivitäten, die Ihnen sonst Spaß machen, wie etwa Sex und Essen. Ihre Muskeln fühlen sich schwach an, damit Sie keine Lust haben, sie zu gebrauchen. Auch das Denken fällt Ihnen schwerer, sodass man es lieber lässt. Krankheit hat eine motivationale Komponente, würden Forscher sagen, aber diese motivationale Komponente ist vor allem demotivierend.[2] Sie können sich damit trösten, dass Sie nicht allein sind. Dieses Programm aus Trägheit, Lustlosigkeit und Kraftlosigkeit wird kurz »Krankheitsverhalten« genannt, und es ist nicht nur eine typisch menschliche Antwort auf Infektion und Verletzung, man findet es ziemlich ähnlich auch bei anderen Säugetieren, Vögeln, Amphibien, sogar bei Insekten.[3] Ihr Körper jedenfalls lässt Sie nicht einfach weitermachen wie gehabt, er hat seine Mittel und Wege, Sie davon zu überzeugen, dass Sie jetzt anderes bleiben lassen, was den Körper bei der Krankheitsbekämpfung stören würde.

Was Ihr Körper da anstellt: Nicht nur dass er alle möglichen Mechanismen in Bewegung setzt, um den Virus zu bekämpfen, er scheint sich auch noch Unterstützung anzufordern, wo er nur kann. Er überzeugt Sie, dass Sie nun in einen Verhaltens-Sparmodus wechseln sollten, um dem Immunsystem nicht die Energie abzugraben. Und wenn Sie Glück haben, überzeugt er andere, dass man Sie nun nicht mit weiteren Aufgaben belasten, ja, dass man Ihnen alle Arbeit abnehmen sollte, damit Ihr Körper sämtliche Kraft gegen den Erreger werfen kann. Und dann gelingt es Ihrem Körper möglicherweise auch noch, Kampfgenossen zu rekrutieren, wie etwa Ihren Partner, die mit ihrer Pflege und ihren Mittelchen die Verteidigung des Körpers unterstützen.

Was die Symptome, die Sie zeigen und unter denen Sie leiden, alles bewirken können: Vielleicht ist es kein Zufall, vielleicht sind die Verteidigungsreaktionen Ihres Körpers nicht nur an den Virus gerichtet, sondern auch an Sie und die Menschen, die Sie umgeben.[4] Vielleicht sind Symptome nicht bloße Anzeichen einer Krankheit, sondern Signale, die Ihr Körper aussendet, um bei der Krankheitsbekämpfung soziale Unterstützung zu bekommen. Damit wäre das, was wir als Krankheit bezeichnen, nicht bloß die körperliche Störung des einzelnen Individuums, sondern auch die Botschaft, das ausgedrückte Bedürfnis an die Menschen, mit denen es sich umgibt.

Und das Verhalten dieser umgebenden Menschen, ihre Entlastung und Hilfe oder aber ihre Abneigung und ihr Desinteresse, wirkte wieder auf das Symptome sendende Individuum zurück. Krankheit wäre somit kein individuelles, sondern ein soziales Phänomen. Und das würde bedeuten, dass eine vollständige Behandlung und Heilung nicht nur das körperliche Problem angehen sollte, sondern auch die zwischenmenschliche Zuwendung bieten, nach der der kranke Körper mit seinen Symptomen verlangt. Das Zwischenmenschliche am Akt der Heilung wäre somit nicht nur unvermeidliches Beiwerk, weil irgendwer nun einmal das Medikament verschreiben, die Akupunkturnadeln einstechen muss, sondern das Zwischenmenschliche wäre essentieller Bestandteil einer vollständigen Behandlung. Wenn wir aber in unserem Gesundheitssystem zwischenmenschliche Zuwendung nur als Einsparpotential betrachten, als verschwendete Arbeitszeit hochbezahlter Fachkräfte, die besser für Diagnosetechniken oder medizinische Interventionen eingesetzt wäre, dann behandelt unser Gesundheitssystem an der Natur des Menschen vorbei. Wir sind nicht bloß biologische Maschinen, unserer Biologie nach sind wir soziale Wesen.

Zugegeben, das ist ein verrückter Gedankengang, aber dieses Buch soll Ihnen zeigen, dass er gar nicht so abwegig ist. Wir werden im Folgenden betrachten, wie die Evolution solche Symptomsignale hervorbringen konnte. Wir werden also in die evolutionäre Vergangenheit des Menschen schauen, wir werden andere Tierarten betrachten, Gedankenexperimente durchführen, aktuelle Forschung befragen und ein paar Rätsel lösen, die ohne diesen verrückten Gedanken ungelöst blieben. Die wichtigste Botschaft dieses Buches soll schon jetzt verraten sein: Menschen sind soziale Wesen, wie wir wissen. Und auch Krankheit ist bei Menschen ein soziales Phänomen, bei dem es darum geht, Schwäche oder Stärke zu zeigen, Hilfe zu bekommen oder allein gelassen zu werden und die Pflichten gegenüber anderen mit der Wichtigkeit der eigenen Gesundheit abzuwägen. Krankheit, das ist nicht nur der Erreger in mir, das bin auch ich inmitten der Menschen, die mich umgeben. Um mehr über das Kranksein von Menschen unter Menschen zu erfahren, betrachten wir nun aber zunächst das Kranksein eines Finken unter Finken.

SCHNELLER SEX
UND LANGES LEBEN

DIE MECHANISMEN, MIT denen sich der Körper gegen Keime wehrt, gleichen sich bei den Wirbeltieren, von A wie Anakonda bis Z wie Zebrafink. So bekommen auch männliche Zebrafinken Fieber und zeigen das besprochene Krankheitsverhalten, das wir von menschlichen Erkältungen kennen. Aber nur, wenn man sie in einem Einzelkäfig hält. Dann folgen auf eine von der Forscherin herbeigeführte Infektion verlässlich die Verteidigungsreaktionen des Körpers. Ganz anders, wenn man Finkenmännchen in einen Gruppenkäfig setzt, dann nämlich zeigen sie keine Krankheitssymptome, obwohl man ihnen die gleichen Bakterienbestandteile injiziert hat.[1] Diese sogenannte Immunmodulation funktioniert sogar ganz minimalistisch, wie Patricia Lopes an der Universität Zürich zeigte.[2] Da sitzt das Finkenmännchen kraftlos, lustlos, fiebrig in einer Ecke seines Einzelkäfigs. Es hüpft nicht, frisst nicht, singt nicht. Der Körper hat alle Energie dem süßen Leben entzogen, um sich ganz der Bekämpfung der Krankheit widmen zu können. Aber was ist auch sonst groß zu tun in einem Einzelkäfig, zu wem soll der Fink denn hüpfen, für wen soll er singen? Das ändert sich, wenn man die Käfigtür öffnet und ein Finkenweibchen in den Käfig setzt, welches das Finkenmännchen noch nicht kennt. Der eben noch Schwache und Kranke hüpft bald und singt und tut, was es braucht, um beim Weibchen zu landen. Es ist nicht so, dass mit der Ankunft des Weibchens seine Infektion verflogen ist, nach wie vor sind die Erreger in ihm, nur scheint die Bekämpfung der Infektion nun nicht mehr so wichtig zu sein. Gesundung ist zwar wichtig, aber die Liebe geht vor. Auch mit der Rückkunft des Finken zu seiner Gruppe in den Käfig ist der Erreger nicht besiegt, aber auch hier gibt es Wichtigeres zu tun, als hauptberuflich Erreger zu bekämpfen und deshalb Symptome zu zeigen. Hier warten andere Weibchen und auch Männchen, mit denen Dominanzkämpfe auszutragen sind, deshalb hat die Infektion keine Priorität.

Aus unserer persönlichen Perspektive würden wir wohl sagen, dass Gesundheit das Allerwichtigste ist. Wir geben viel Geld für sie aus, schränken uns ein und strengen uns an, um unser Wohlergehen zu sichern und lange zu leben. Aus der Sicht der biologischen Evolution sind Wohlergehen und ein langes Leben aber keine Werte an sich, sondern bloß ein Mittel zum Zweck.[3] Bevor wir uns konkret dieser evolutionären Perspektive auf Krankheit und Heilung zuwenden, betrachten wir noch mal kurz, wie die biologische Evolution funktioniert.

Zur biologischen Evolution gehören zwei ineinandergreifende Prozesse: Variation und Selektion. Es entstehen Individuen mit neuen Eigenschaften, die sich mit diesen neuen Eigenschaften langfristig durchsetzen oder auch nicht. Die Variationen kommen daher, dass sich das Erbgut verändert. Das kann durch genetische Rekombination bei sexueller Fortpflanzung entstehen, wenn sich also bei der Befruchtung der Eizelle durch ein Spermium eine zufällige Hälfte des Erbguts des Vaters mit einer zufälligen Hälfte des Erbguts der Mutter zu einer völlig neuen Kombination vermischt. Variation entsteht aber auch durch zufällige, spontane Veränderungen des Erbguts, Mutationen also, wie sie jederzeit geschehen können, weil etwa Schäden auftreten, die nicht korrekt repariert werden, oder weil bei der Zellteilung Kopierfehler passieren. Es wäre aber einseitig, nur von Schäden und Fehlern zu reden, denn ohne diese zufälligen Erbgutveränderungen gäbe es keine Evolution und somit weder Artenvielfalt noch menschliche Einfalt. Durch Mutation und Rekombination entsteht ein Erbgut, das so noch nie da war. Dieses Erbgut wiederum ist Bauanleitung für ein Lebewesen, das es so noch nie gab, tatsächlich ein Individuum. Dieses Individuum hat nun gewisse Eigenschaften, längere Beine oder kürzere, kräftige Arme oder schwächere, ein ruhigeres Gemüt oder ein aufbrausendes. Und all diese Eigenschaften können in der jeweiligen Umwelt Vor- und Nachteile haben. Hier beginnt nun der zweite Prozess der Evolution: die Selektion. Nehmen wir ein klassisches Beispiel zur Hand, nämlich die Frage, warum die Giraffe so einen langen Hals hat. Die Antwort ist klar, denn der lange Hals hilft ihr offenbar, die Blätter hoher Baumkronen zu essen, sich also zu ernähren. Wie ist dieser lange Hals aber entstanden? Es war nicht so, dass sich Giraffenvorfahren beständig streckten, so ihren Hals verlängerten und diese erworbene Eigenschaft dann weitergaben. Stattdessen war es eine Geschichte von Variation und Selektion. Man kann sich kurzhalsige Giraffenvorfahren vorstellen, die durch Mutation einen Nachfahren hatten, dessen Hals nur ein Stückchen länger war und der dadurch mehr Blätter am Baum erreichen konnte. Die Halslänge verbesserte die Ernährungssituation, erhöhte so die Überlebenswahrscheinlichkeit, machte das wohlgenährte Individuum aber auch attraktiver für Sexualpartner und fruchtbarer. Dieses Individuum konnte sich also möglicherweise besser fortpflanzen als kurzhalsige Artgenossen und dadurch sein Erbgut verbreiten, mitsamt den Genen für längere Hälse. Und unter diesen Nachkommen ist möglicherweise nach Generationen wieder eine Mutation aufgetreten, die für einen noch etwas längeren Hals sorgte, der wieder Vorteile brachte, und deren Gene sich wieder durchsetzten. Was so abstrakt Selektion genannt wird, als wäre es eine magische Hand, die die Auswahl trifft, ist in Wirklichkeit die Wirkung von Vor- und Nachteilen gewisser Eigenschaften im Alltag, auf das Finden von Nahrung oder das Hungrigbleiben, das Überleben oder das Sterben, das Finden eines Partners oder das Alleinbleiben, die Geburt von gesunder Nachkommenschaft oder deren Ausbleiben.

Der evolutionäre Prozess ist meist unheimlich langsam, einerseits, weil Mutationen, die Vorteile bringen, sehr selten sind. Andererseits, weil die Veränderungen meist nur in ganz kleinen Schritten stattfinden. Wenn diese Variation Vorteile bringt, die sich durch bessere Überlebenswahrscheinlichkeit und Fruchtbarkeit zeigen, spricht man von höherer evolutionärer Fitness. Mit Fitness ist dabei selten körperliche Leistungsfähigkeit oder Trainingszustand gemeint, sondern, im eigentlichen Sinne des Wortes to fit in, die Passung in die jeweilige Lebenswelt. Es ist also ganz wichtig zu beachten, dass Vor- oder Nachteil einer Variation von den Anforderungen der jeweiligen Umwelt abhängt. Dem Löwen wäre bei seiner Lebensweise der lange Hals hinderlich. Die Giraffe wiederum könnte mit spitzen Reißzähnen nichts anfangen. Was bei einer Art die Passung erhöht, kann sie bei einer anderen Art senken. Die Evolution formt verschiedene Arten zu Experten für ihre spezifische Umwelt und Lebensweise, und sie macht das sehr langsam.

Was ist aber, wenn die Umwelt sich sehr schnell ändert? Oder fragen wir noch spezieller: Was ist, wenn wir Menschen unsere Umwelt sehr schnell verändern? Dann kommt die Evolution nicht mit. Betrachten wir zum Beispiel die gesundheitlichen Folgen des Zuckerkonsums. Während der allermeisten Zeit der Menschheitsgeschichte war Zucker schwer verfügbar, aber gleichzeitig als Energiequelle höchst attraktiv. So waren jene Lebewesen im Vorteil, die eine Leidenschaft dafür entwickelten. Sie hatten eine bessere Energieversorgung als jene, die sich für Süßes nicht interessierten. Seit nicht allzu langer Zeit ist Zucker in den reicheren Ländern permanent und auch noch billig verfügbar. Unsere Leidenschaft für Süßes, die in einer Welt der Knappheit Überlebensvorteil war, wendet sich nun in einer Welt des Überflusses gegen uns. Der hohe Zuckerkonsum, auf den wir durch die Evolution nicht vorbereitet wurden, bringt uns Fettleibigkeit, Diabetes und andere Zivilisationskrankheiten. Die Umwelt hat sich also schneller geändert, als eine evolutionäre Anpassung vollzogen werden kann. Wir verändern unsere Umwelt durch menschliche Kulturleistung, und unsere menschliche Konstitution kommt manchmal nicht mit. Neben dem konkreten Beispiel des Zuckerkonsums lässt sich sagen: Die meiste Zeit ihrer Evolutionsgeschichte haben Menschen in Kleingruppen als Jäger und Sammler gelebt. Sesshaft wurden sie erst vor einigen Tausend Jahren. Moderne

Gesellschaften sowie deren Technik und Formen des Zusammenlebens sind noch viel neuer. Es haben einige Anpassungen sehr schnell stattgefunden, etwa die Fähigkeit, Milch auch nach dem Säuglingsalter zu verdauen. Aber insgesamt sind doch unsere Bedürfnisse, unser Denken, Fühlen und Handeln noch in vielerlei Hinsicht an die Steinzeit-Umwelt angepasst. Wir sind ein wenig veraltet. Aber dies über die menschliche Evolution zu wissen, wird für uns noch einige Neuigkeiten bereithalten.

In Sachen Evolution ist außerdem noch wichtig zu beachten, dass Evolution nicht nur ein »Kampf ums Überleben« ist, wie oft verkürzt gesagt wird, sondern ein Wettbewerb um die Weitergabe des Erbguts an die nächste Generation. Darwins Idee wird oft verkürzt als »survival of the fittest« wiedergegeben, also als »Überleben des am besten Angepassten«, trotzdem kann eine Tierart noch so viel Überlebensfähigkeit zeigen, sie wird aussterben, wenn sie sich nicht fortpflanzt. Erfolgreich im Prozess der Evolution ist, wer erfolgreich seine Gene in der nächsten Generation unterbringt, was man am direktesten durch Fortpflanzung erreicht. Da man aber zur Fortpflanzung am Leben sein sollte, ist das Überleben an sich natürlich auch nicht zu verachten. So weit, so einfach. Nun wird es aber kompliziert. Manchmal steht nämlich die schnelle Fortpflanzung im Widerspruch zu einem langen und gesunden Leben.

Man stelle sich eine Nonne im Kloster vor, die entschleunigt und meditativ ein langes, gesundes Leben lebt, aber eben kinderlos bleibt, und vergleiche sie mit dem Rockstar, der mit 27 per Überdosis in seiner Badewanne ertrinkt, aber in seinem kurzen Leben schon einige Kinder mit seinen Groupies gezeugt hat. Seine Lebensstrategie des »live fast, die young« hat der Rockstar mit einem frühen Tod bezahlt, und wir bemitleiden ihn dafür; aus evolutionärer Sicht hingegen war er sehr erfolgreich, da er seine Gene einige Male in die nächste Generation schicken konnte.

Dieser mögliche Widerspruch zwischen langem Leben und schneller Fortpflanzung findet sich recht anschaulich in der Wirkung von Testosteron. Testosteron ermöglicht einen leichteren Muskelaufbau, aber unterdrückt das Immunsystem.[4] Testosteron kann zu dominantem und riskantem Verhalten führen, was einerseits die Wahrscheinlichkeit der Fortpflanzung erhöht, andererseits aber auch das Risiko, in einer Auseinandersetzung umzukommen oder zu verunglücken. Die Frage ist: Soll mir das Jetzt gehören oder die Zukunft? Das Jetzt ist da natürlich naheliegender, denn wer weiß, was die Zukunft bringt. Aber bei der langlebigen Spezies Mensch scheint es sich ausgezahlt zu haben, sich im Jetzt einzuschränken und stattdessen in die Zukunft zu investieren. Für den Finken hingegen gilt: besser den Spatz in der Hand, als die Taube auf dem Dach. Er ist evolutionär so geformt, dass er die Paarung sofort will, auch wenn ihm das auf lange Sicht womöglich Probleme einbringt, er nicht richtig gesundet und vorzeitig stirbt.

Das war der größere Hintergrund zu einer einfachen Botschaft: Genesung ist nicht das Allerwichtigste, es gibt oft dringendere Dinge zu tun als Krankheitsabwehr und Heilung — zumindest für unseren durch die Evolution geformten Körper. Das mag Ihnen vielleicht etwas fern erscheinen, womöglich sind noch nie alle Erkältungssymptome von Ihnen abgefallen, als Sie einer attraktiven Person des Sie interessierenden Geschlechts begegneten, aber folgende Geschichte hört man häufiger: »Ich hatte so viel Stress in der Arbeit in den letzten Wochen und konnte es kaum erwarten, in meinen Urlaub zu fahren, aber dann, zack, am ersten Tag des Urlaubs wurde ich krank und habe den Urlaub im Bett verbracht.« Nun spricht nichts dagegen, den Urlaub im Bett zu verbringen, aber gesund ist es dort doch viel schöner. Was ist hier wohl passiert? Die Infektion schwelte schon lange im gestressten Angestelltenkörper, aber es schien Wichtigeres zu tun zu geben, als diese Krankheit zu bekämpfen. Erst als der chronische Stress der Arbeit am ersten Urlaubstag abfiel, verschoben sich die Prioritäten, und der Körper widmete seine Kapazitäten der Krankheitsbekämpfung. Das Fieber wurde angeknipst und die übrigen unangenehmen Ruhigstellungsmechanismen gleich noch dazu. Auch bei uns Menschen gibt es Dinge, die unserem Körper wichtiger sind als die Infektionsbekämpfung. Eine Infektion führt also nicht zwingend und sofort zu einer Verteidigungsreaktion und somit zu Symptomen wie Fieber und Krankheitsgefühlen. Ob es dazu kommt, hängt von der Situation ab, in der wir uns befinden, und wie wir diese beurteilen. Ganz ähnlich zeigt dies eine Studie an Mäusemüttern, die Arnaud Aubert mit seinen Kollegen in Bordeaux durchführte.[5] Die Forscher injizierten säugenden Mäusemüttern Bakterienbestandteile, die zwar zu keiner Infektion führen, aber doch das Immunsystem der Maus herausfordern. Und tatsächlich wurden die Mäuse träger und ließen davon ab, ein Nest für den Nachwuchs zu bauen. Es war nun wichtiger, die Infektion zu bekämpfen. Dieses Krankheitsverhalten, oder besser, diese Krankheitsunterlassung geschah allerdings nur bei einer angenehmen Raumtemperatur von 22 Grad Celsius, bei der ein wärmendes Nest nicht so wichtig ist. Senkte man die Temperatur auf 6 Grad Celsius ab, ließen sich die Mäusemütter auch durch die simulierte Infektion nicht vom Nestbau abbringen, denn es galt nun die Nachkommen vor dem Erfrieren zu bewahren. Es gab also Wichtigeres zu tun, als krank zu sein. Und diesen Effekt kann man sogar bei Tieren außerhalb des Labors beobachten. Männliche Singammern, in Nordamerika heimische kleine Vögel, reagieren je nach Saison unterschiedlich auf eine Infektion.[6] Im Winter zeigen sie das bekannte Krankheitsverhalten und reduzieren die Revierverteidigung. Während der Brutsaison im Frühling aber, wenn effektive Revierverteidigung entscheidend ist für den Fortpflanzungserfolg, hat eine künstliche Infektion keinen Einfluss auf ihr Verhalten. Wieder gibt es Wichtigeres zu tun.

Natürlich gehen soziale Pflichten nicht zwingend vor, wenn eigentlich eine Infektion zu bekämpfen wäre. Oft genug werden wir einfach krank und bleiben der Arbeit fern, erkälten uns womöglich sogar kurz vor der wichtigen Prüfung. Die Gesundheit steht nicht hinter allem zurück, schließlich ist sie für das meiste die Voraussetzung.

SECHSTER SINN
SUCHT SICHERHEIT

ES GIBT ALSO Infektionen ohne Symptome, aber es geht auch noch umgekehrt, es gibt auch Symptome ohne Infektionen. Aber warum sollte der Körper eine Verteidigungsreaktion starten, wenn da gar keine Erreger sind, die er bekämpfen kann? Weil er dumm ist? Genau. So ganz sicher sein kann sich das Immunsystem nämlich nicht, ob sich gerade eine Infektion anbahnt oder nicht. Es können Fehler passieren. Es ist möglich, dass eine Infektion stattfindet, die das Immunsystem übersieht, aber es ist auch möglich, dass das Immunsystem eine Infektion bemerkt, die gar nicht da ist. Es ist wie mit den Autoalarmanlagen.[1] Sie werden zwar immer besser, aber trotzdem werden Autos geklaut, ohne dass die Alarmanlage anspringt. Und umgekehrt kann man an heißen Tagen in der Stadt immer mal wieder hören, wie eine Alarmanlage anspringt, obwohl niemand auch nur in die Nähe des Autos gekommen ist. Fehler können immer passieren, und Alarmsysteme sollten das berücksichtigen.

Wenn Sie sich gerade in einem geschlossenen Raum befinden, schauen Sie mal an die Decke. Wahrscheinlich ist dort ein Rauchmelder angeschraubt. Der soll Alarm geben, wenn er Rauch feststellt. Und natürlich können auch hier die beiden nun bekannten Fehler passieren. Er kann Alarm schlagen, obwohl gar kein Feuer ausgebrochen ist, ein Fehlalarm also. Oder er kann keinen Alarm geben, obwohl es brennt. Welcher Fehler ist der schlimmere? Es ist zwar unangenehm, grundlos aufgeschreckt zu werden, aber weitaus schlimmer ist es, ruhig weiterzuschlafen, während das Haus rundum in Flammen steht. Weil die Fehler unterschiedlich schlimm sind, sind die Rauchmelder entsprechend justiert. Sie sind höchst empfindlich. So ist zwar die Wahrscheinlichkeit eines Fehlalarms recht hoch, aber dafür die Gefahr eines verpassten Feuers gering. Und so ist es auch mit dem Immunsystem. Besser ab und zu ein Fehlalarm, als ab und zu eine Infektion zu übersehen. So werden wir manchmal »krank«, obwohl da gar kein Erreger ist. Das Immunsystem geht auf Nummer sicher, und wir haben die Beschwerden. Hier ist auch die Antwort auf die Frage zu finden, warum einige Paracetamol oder eine Flasche warmer Rotwein gegen eine Erkältung wirksam sein können. Beide Medikamente sind in der Lage, die Verteidigungsreaktionen des Körpers zu dimmen oder gar abzuschalten. Ist die Verteidigungsreaktion bloß ein Fehlalarm, dann war die Behandlung klug und erfolgreich. Steckt aber ein echter Infekt dahinter, wird es einem nur kurzfristig besser gehen, mittelfristig ist das Immunsystem in seinem Verteidigungskampf zurückgeworfen und hat anschließend umso mehr zu tun.

Aber Symptome ohne Infektion können nicht nur auftreten, wenn der Infektionsmelder einen Fehlalarm gibt. Sie können auch prophylaktisch hochgefahren werden, falls eine Infektion droht. In unserer evolutionären Vergangen-

heit ging von akuten Stresssituationen oft ein Infektions-
risiko aus. Bei der Jagd konnten Verletzungen auftreten oder
bei Auseinandersetzungen innerhalb der Gruppe. Und diese
Infektionsgefahren reichen natürlich noch viel weiter zurück
zu unseren nicht menschlichen Vorfahren, die ebenfalls bei
Jagd und Flucht, bei Angriff und Verteidigung dem Risiko
von Verletzung und Infektion ausgesetzt waren. Es war also
sinnvoll, mit der akuten Stressreaktion auch prophylaktisch
eine Entzündungsreaktion hochzufahren, die im Fall der Fälle
Infektionsbekämpfung und Wundheilung betreiben könnte.
In der heutigen menschlichen Umwelt überwiegen Stresssituationen, die nicht die Gefahr einer Infektion mit sich bringen,
etwa Verspätungen, Vorstellungsgespräche und Verkehrslärm.
Trotzdem können auch mit den heutigen Stresssituationen
weiterhin gemeinsam die prophylaktischen Entzündungsre-
aktionen auftreten, weil sie in unserer evolutionären Vergangenheit so lange Vorteile brachten.[2] Darin könnte sogar einer
der Gründe liegen, warum heutzutage so viele Menschen an
Depressionen erkranken, aber dazu kommen wir später. An
dieser Stelle genügt uns zu wissen, dass Symptome nicht nur
in Reaktion auf eine Infektion auftreten können, sondern
auch zur Prophylaxe eines Infektionsrisikos, wie es durch eine
akute Stressreaktion angezeigt werden kann.

Man kann sich das Immunsystem also als einen sechsten
Sinn vorstellen, denn zunächst mal muss es wahrnehmen, dass
etwas nicht stimmt, es muss »wissen«, dass etwas falsch läuft,
bevor es in Aktion treten kann.[3] Mindestens ein Mal im Jahr
haben wir einen mehr oder weniger gravierenden Lebens-
mittelskandal. Vor einer ganzen Weile waren das die EHEC-
Gurken. Es wurde vor Salatgurken gewarnt, weil auf ihnen ein

Bakterium zu finden sein konnte, das besonders gefährlich für alte Menschen war. Tatsächlich starben viele Menschen an dem Bakterium, viele trugen Nierenschäden davon, andere wurden schwer krank, aber wieder völlig gesund. Es handelte sich also um ein tatsächlich sehr gefährliches Bakterium, das nicht zu entdecken und bekämpfen fatal war. Damals ging eine junge Frau mit ihrem Freund essen, in einem guten Restaurant, alles bio. Sie genossen das Essen sehr und machten sich keine Gedanken, denn schließlich aßen sie ja keine Gurken. Als sie nach Hause kamen, machten sie den Fernseher an und schauten die Spätnachrichten. Da wurden überraschende Neuigkeiten berichtet. Es war nun eindeutig nachgewiesen, dass die EHEC-Infektion nicht von Salatgurken herrührte, sondern von den Sojasprossen eines ganz bestimmten Biobetriebs. Die junge Frau dachte an den Salat, den sie vorweg gegessen hatte: Da waren doch Sojasprossen drauf! Übelkeit schoss ihr die Speiseröhre herauf, sie sprang vom Sofa auf, rannte ins Bad und erbrach das ganze teure Abendessen in die Toilettenschüssel. Sie wurde nicht richtig krank in den nächsten Tagen, aber es verblieb ein flaues Gefühl, und sie aß nur noch wenig und wählerisch. Vor Rohkost ekelte es sie, besonders vor Sprossen.

Erst viel später erfuhr sie, dass die kontaminierten Sprossen nur an wenige Kunden ausgeliefert worden waren und dass ihre Sojakeime keimfrei gewesen waren. Sie hatte also das teure Essen umsonst erbrochen. Sie gab sich aber keine Schuld dafür, denn sie hatte das Erbrechen nicht willentlich herbeigeführt; der Brechreiz ging von ihrem Körper aus, in dem Moment, in dem es in ihren Gedanken klick gemacht hatte. Sie dachte: Ich habe gefährliche Keime in meinem Magen! Und ihr Körper löste sofort die nötigen Reaktionen aus, um die Keime loszuwerden. Dass sie damit irrte, das wusste ihr Körper nicht. Und der Körper wartete auch nicht ab, bis die Keime tatsächlich detektiert waren. Die Bewusstseinsinformation reichte aus, um den sensitiven sechsten Sinn Alarm schlagen zu lassen: Raus mit dem Zeug! Erhöhte Vorsicht in den nächsten Tagen! Finger weg von allem Ungegarten! Dieses Erbrechen, die Flauheit und der Ekel bestärkten die junge Frau aber in ihrem Glauben, dass sie tatsächlich kontaminierte Sprossen gegessen hatte. Sie ging nach dem Tag des Erbrechens zum Arzt, aber dieser fand natürlich keine Anzeichen einer bakteriellen Infektion. Es gab also keinen physiologischen Grund für ihr Erbrechen. Dafür aber einen sehr plausiblen psychologischen Grund: ihre Sorge vor einer Infektion. Der Arzt konnte in diesem Fall jedoch weder Erklärung noch Diagnose liefern.

Dieses Beispiel war drastisch, aber wir können uns sanftere Botschaften vorstellen, die für das Verteidigungssystem ebenfalls relevante Information sein können. Man stelle sich vor, wir lesen eine Weile nach dem Konsum zweier Weizenbrötchen in der Sonntagszeitung, dass das im Weizen enthaltene Klebeprotein Gluten die Verdauung störe, schädlich für die Darmwand und überhaupt schrecklich ungesund sei. Nimmt man diese Informationen ernst, können sie ein Alarmsignal auslösen. Da ist etwas Gefährliches in meinem Darm! Raus damit, bevor es Schaden anrichtet. Der morgendliche Leser klemmt sich die Zeitung unter den Arm und hastet zur Toilette. Er wäre auf so was ja nie gekommen, aber offensichtlich verträgt auch er kein Gluten. So ist es nicht verwunderlich, dass immer mehr Leute Nahrungsmittelunverträglichkeiten an sich bemerken, wenn immer mehr von Nahrungsmittelunverträglichkeiten die Rede ist. Das Wissen im Kopf – ob es nun wahr ist oder falsch – ist eine relevante Information für die Verteidigung des Körpers, die dann als Gefahr meldet, was eigentlich für den Körper harmlos wäre.[4]

Das sind alles blöde Antworten eines furchtbar cleveren Systems, das sich über Tausende Jahre durchgesetzt und bewährt hat. Wenn man den Körper warnt, bereitet er sich vor, auf das, was kommen soll. Aber wie wir gesehen haben, können daraus auch überhaupt erst Probleme entstehen.

Stellen Sie sich das so vor, als befänden Sie sich auf einem Kinderspielplatz auf einem sehr speziellen Karussell, genauer gesagt sind es zwei Karusselle aufeinander. Ein großes, das von außen angetrieben wird, etwa von den Kindern, die gerade heranrennen, um es anzustoßen. Und dann ist da ein inneres kleines Karussell, das sich zwar mitdreht, wenn das äußere angetrieben wird, das aber auch von dem, der darauf sitzt, nämlich Ihnen, angetrieben werden kann, zum Beispiel entgegen dem Lauf des äußeren großen Karussells. Die Kinder nahen also heran und beginnen langsam, das äußere Karussell im Uhrzeigersinn anzustoßen. Sie merken schon, dass die Kinder das Spiel treiben wollen, bis Ihnen in der Mitte des Karussells völlig schwindelig wird. Aber Sie haben eine Idee, Sie müssen sich nur beeilen. Sie treiben nun Ihr inneres Karussell in die Gegenrichtung an. Die Kinder werden das äußere immer schneller im Uhrzeigersinn drehen, aber Ihr inneres dreht sich etwa genauso schnell in die entgegengesetzte Richtung, sodass Sie in der Mitte fast ohne Drehbewegung recht ruhig sitzen können – so ist die Idee.

Sie strengen sich also an, das innere Karussell möglichst schnell rotieren zu lassen. Und die Kinder bemerken das. Sie hören auf, das äußere Karussell anzuschieben, bremsen es sogar. Und Sie sitzen dort in der Mitte mit Ihrer handgemachten Rotation, und es wird Ihnen schrecklich schwindelig. Eine clevere Idee war das! Aber hätten Sie es doch besser gelassen. Sie waren gewarnt, Sie haben sich vorbereitet, aber die Vorbereitung führte eben zu dem, was Sie verhindern wollten. Eine kompensierende Reaktion, die ins Leere läuft, löst das aus, was kompensiert werden sollte.

So ist es auch, wenn man sich wacker aufrecht hält auf einem schwankenden Schiff. Trotz der Wogen hat man festen Stand und keinen Schwindel. Dann kommt das Schiff im Hafen an, man hat schon Mühe, die Gangway runterzugehen, und dann an Land wird einem so schwindelig, dass man kaum einen Fuß vor den anderen setzen kann. Der Körper hat sich so sehr an das Schwanken angepasst, dass er nun nicht mit dem festen Boden klarkommt, wenn auch nur für kurze Zeit. Wahrscheinlich entsteht so auch der Schwindel, wenn man bloß von Schwindel liest.

Es ist ein weit verbreitetes Phänomen, dass Menschen Medikamente besser vertragen, wenn sie nicht die Packungsbeilage lesen. Dort wird nämlich vor Nebenwirkungen gewarnt. Und vor diesen Nebenwirkungen gewarnt zu werden erhöht die Wahrscheinlichkeit, dass diese Nebenwirkungen tatsächlich eintreten. Man nennt das den Nocebo-Effekt, aber auch wenn dies so benannt ist, als wäre es nur ein einziger Effekt, können ganz verschiedene Mechanismen dahinterstecken. Wenn einem Patienten zum Beispiel schwindelig wird, weil der Beipackzettel davor warnt, dass das Medikament Schwindel auslösen könnte, dann passiert hier vielleicht das Gleiche wie Ihnen auf dem Karussell oder beim Gang von Bord. Sie haben einer Situation vorgebeugt, die Schwindel erzeugen würde; mein Körper und meine Wahrnehmung haben eine schwindelerregende Situation kompensiert. Diese Kompensation verursachte ihrerseits Schwindel. Und so ist es auch bei diesem Nocebo-Effekt der Packungsbeilage. Der Körper wird vor Schwindel gewarnt, folglich löst er kompensierende Reaktionen aus, die laufen ins Leere und lösen den Schwindel aus.

In einem anderen Beipackzettel steht, dass das Medikament zu Mundtrockenheit führen kann. Dies kann dem Warnsystem des Körpers als Information dienen: Dieses Medikament entzieht dem Körper Wasser! Dem muss vorgebeugt werden! Also wird die Feuchtigkeit dorthin zurückgezogen, wo sie nicht so leicht verloren geht, Durst wird ausgelöst, um Wasser zuzuführen. Ja, nun ist dem Patienten der Mund tatsächlich trocken. Und da ist wieder ein anderer Beipackzettel, in dem steht, das Medikament könne Durchfall auslösen. Das Warnsystem erhält die Information: Mit diesem Stoff kommt der Darm nicht klar! Schnell hinaus damit! Und da ist er, der Durchfall. Und der letzte Beipackzettel, den wir betrachten, sagt, das Medikament könne die Reaktionsfähigkeit stark herabsetzen und man solle deshalb kein Auto mehr fahren. Das Warnsystem erfährt: Man ist den Gefahren da draußen nicht mehr gewachsen mit diesem Handicap! Besser ist es, hier in Sicherheit, am Abendbrottisch zu Hause, gleich die Reaktionsschwäche anzuknipsen, um vorzubeugen, dass man sich überhaupt in zu gefährliche Situationen begibt. Und dieser Idee folgend kann man all die selbsterfüllenden Prophezeiungen verstehen, die von Warnungen und schlechten Nachrichten für unser Wohlsein ausgehen. Dahinter steckt ein kluger Körper, der nicht immer recht hat.

Wir haben erfahren, dass die Beschwerden, die wir haben, wenn wir krank sind, auf die Verteidigungsreaktionen des Körpers zurückzuführen sind. Wir bekommen nicht mit, was etwa der Erkältungsvirus in unserem Körper macht. Wir bekommen allerdings die Maßnahmen mit, die unser Körper gegen ihn in die Wege leitet. Durch Schwäche und Unwohlsein wird uns Infizierten klargemacht, dass wir uns von allen Aktivitäten fernhalten sollten, damit unser Körper alle Energie für die Verteidigung verwenden kann, zum Beispiel für Fieber.[5] Uns nahestehende Menschen bekommen durch unsere Symptome angezeigt, dass wir nun Entlastung und Unterstützung brauchen.[6] Aber eine Infektion muss nicht zwingend zu einer Verteidigungsreaktion des Körpers, also zu Symptomen führen. Manchmal hat unser Körper Wichtigeres zu tun, etwa wenn eine Stressreaktion anzeigt, dass nun etwas Dringenderes Aufmerksamkeit und Energie verlangt. Umgekehrt können Symptome auftreten ohne Infektion, etwa zur Vorbeugung oder bei falscher Information. Zusammengefasst können wir also sagen, dass unser Körper und seine Verteidigungsmechanismen dafür sorgen, dass sich Kranksein so anfühlt, wie es sich anfühlt, und dass Kranksein nach außen so aussieht, wie wir Kranksein kennen. Diese Symptome sind aber einigermaßen unabhängig von einer Infektion – sie können auftreten ohne Infektion oder können ausbleiben trotz Infektion. Da Symptome unabhängig von der Infektion sind und voll unter Kontrolle des Körpers stehen, können sie von der Evolution zu Kommunikationszwecken geformt sein.

Somit sind die Grundlagen für die weiteren Überlegungen geschaffen. Doch bevor wir im Gedankengebäude ein Stockwerk nach oben steigen, soll das Fundament noch etwas verbreitert werden. Bislang haben wir nur Symptome betrachtet, wie sie mit einer Infektion einhergehen können, also Fieber, Trägheit, Lustlosigkeit, Appetitlosigkeit, Husten und Niesen, aber auch Übelkeit, Erbrechen und Durchfall kann man dazu zählen. Die nächsten beiden Abschnitte sollen sich dem Kranksein widmen, das man üblicherweise nicht mit infektiösen Erregern in Verbindung bringt: mit Schmerz und mit Depressionen. Wie sich zeigen wird, greifen da ganz ähnliche Mechanismen.

AU, AU – AYE, AYE!

WAS IST EIGENTLICH Schmerz? Ein Alarmsystem, das uns informiert, wenn an unserem Körper irgendein Schaden auftritt oder etwas schiefläuft, würde man wohl sagen. Das ist nicht so richtig falsch, aber Schmerz ist weit mehr als das.[1] Stellen Sie sich eine heiße Herdplatte vor. Sie fassen sie an, und noch bevor die brandneue Information von der Schädigung Ihrer Handfläche so recht in Ihrem Bewusstsein ankommt, haben Sie die Hand schon von der heißen Platte zurückgezogen. Das ist schon mal ein erster praktischer Mechanismus, der zum Schmerz dazugehört. Schmerz ist nicht bloß die Information über ein Problem, sondern bewirkt gleich die Lösung: Zieh die Hand verdammt noch mal zurück! Das funktioniert genauso mit nackten Füßen und Scherben im Sand oder mit dem Bizeps, wenn er beim Krafttraining überlastet wird: Hör auf damit, bevor Schlimmeres passiert! Und wenn Sie dann einmal auf die heiße Herdplatte gefasst haben, werden Sie sich hüten, es wieder zu tun. Da haben wir schon die nächste Funktion des Schmerzes, die Lernfunktion. Schmerzereignisse prägen sich ganz automatisch tief in das Gedächtnis ein, man muss keine Mühe darauf verwenden, sie sich zu merken, im Gegensatz zu PIN-Codes und Partybekanntschaften. Die zweite Botschaft des Schmerzes ist also: Mach das nicht noch mal! Wenn Sie nun statt der Hand die Pfanne auf den Herd schieben wollen, um sich Ihr Essen zuzubereiten, meldet sich der Schmerz schon wieder. Mit der frisch verbrannten Hand haben Sie nämlich den Griff der Pfanne umfasst. Der ist zwar nicht heiß, aber der Schmerz beißt und macht Ihnen unmissverständlich klar: Lass dieser Hand ihre Ruhe! Sie werden heute mit der anderen Hand kochen müssen, denn zum Schmerz gehört auch eine erweiterte Schutzfunktion, die dafür sorgt, dass Sie die Heilung Ihrer Hand nicht stören. Stellen Sie sich dazu auch einen verstauchten Fuß vor. Der tut ordentlich weh, besonders wenn man meint, ihn mit dem eigenen Körpergewicht belasten zu müssen. Dieser Belastungsschmerz lässt erst wieder nach, wenn die Heilung abgeschlossen ist.

Sie haben nun, vom Schmerz motiviert, all diese guten Dinge für Ihre Hand getan oder vielmehr schlechte Dinge unterlassen, aber sie tut immer noch weh. Sie wollen etwas dagegen tun, suchen sich Wasser zum Kühlen, eine Brandsalbe oder die Nummer von Ihrem Hausarzt. Dieser Schmerz sagt auch: Tu etwas gegen mich, am besten such dir Hilfe!

Sie haben also flink Ihre Hand von der Herdplatte gezogen, es hat sich Ihnen eingebrannt, sie nicht so schnell wieder zu berühren, der Schmerz bei Belastung macht Ihnen auch noch klar, dass diese Hand nun zu schonen ist, und schließlich sagt der Schmerz Ihnen noch, dass Sie etwas gegen ihn unternehmen sollten, per Selbstbehandlung oder Arztbesuch etwa. Der Schmerz hat Sie also nicht nur informiert, sondern Ihnen ein paar Angebote gemacht, die Sie nicht ablehnen konnten. Schmerz ist nicht bloß Information, sondern Motivation.

Schmerz ist deshalb so wichtig und so ein großer Vorteil in der Evolution, weil er hilfreiches Verhalten verursacht und beinhaltet. »Pain is a need-state like hunger or thirst«, schrieb der große Schmerzforscher Patrick Wall, dem wir diese Überlegung zu verdanken haben.[2] Hunger und Durst sind nicht bloß die Information, dass Essen und Trinken hermüssen, sondern auch das Verlangen, das Suchen, die Unruhe, kurz: eine Motivation für bestimmte Verhaltensweisen. Und so wie der Hunger nachlässt, wenn wir gegessen haben, so lässt auch der Schmerz nach, wenn wir seinen Befehlen folgen.

Der Schmerz hat all diese unwiderstehlichen Botschaften für Sie, aber wenn Sie sich nun von außen betrachten in der Herdplattensituation und dem was folgte, werden sich weitere Botschaften zeigen.[3] Als Sie Ihre Hand von der Herdplatte zurückgezogen haben, taten Sie das vermutlich nicht mit neutralem Gesicht und geschlossenem Mund. Wahrscheinlich verzerrte sich Ihr Gesicht, und Sie riefen einen lauten Vokal oder seufzten zumindest. Ein Besucher in der Küche hätte sofort verstanden, dass Ihnen da etwas Schmerzhaftes widerfahren ist. Der Besucher hätte auch verstanden, dass Ihre Hand beschädigt wurde und dass die Beschädigung von der Herdplatte kommt. Der Küchenbesucher ist somit alarmiert und gewarnt: alarmiert, dass mit Ihnen etwas nicht stimmt, gewarnt, dass von der Herdplatte Gefahr ausgeht. Und der Besucher kann auch daraus lernen, nämlich heiße Herdplatten nicht zu berühren. Er muss die Erfahrung nicht selbst machen, es reicht, wenn das jemand anderes vor seinen Augen tut. In diesem Moment wird der Besucher Ihnen wahrscheinlich zu Hilfe kommen, vielleicht dreht er an der Spüle schon das kalte Wasser auf. In diesem ersten Moment des Schmerzes senden

Sie also Botschaften an die Menschen in Ihrer Umgebung aus, zum einen warnen Sie vor der gefährlichen Herdplatte, zum anderen lenken Sie die Aufmerksamkeit auf Ihr Problem und motivieren zur Hilfeleistung. Doch die Kommunikation endet nicht mit dem ersten Schmerzmoment, denn Ihre Schmerzen halten ja an, und Sie senden somit weiter Botschaften an andere. Haben Sie Ihre Hand verbunden? Andere sehen das. Schreiben und kochen Sie nun mit der anderen Hand, drücken Sie nun Klinken und Hände mit ihr? Andere merken das. Und dann kommt es auch immer wieder zu den Momenten, in denen der Schmerz aufflammt, Ihr Gesicht sich erneut verzerrt und Sie zumindest etwas Luft durch die Zähne ziehen. Auch diese Motivation gehört zum Schmerz dazu: es rauszulassen. Und wozu sollte es sichtbar und hörbar herausgelassen werden, wenn nicht, damit andere es mitbekommen?

Dieser Punkt zeigt sich in einem schönen Experiment, das Genevieve Swee und Annett Schirmer an der National University of Singapore durchgeführt haben.[4] Viele Schmerzforscher arbeiten mit der sogenannten »cold pressor task«. Dabei muss man eine Hand in eiskaltes Wasser halten, so lange, wie man es irgend aushält. Gemessen wird die Zeit, bis der Proband die Hand aus dem Wasser zieht, also bis die Schmerzen unerträglich geworden sind. Wie bei Experimenten üblich, wurden die Probanden per Zufall aufgeteilt. Die eine Gruppe bekam die Anweisung, das kalte Wasser stoisch zu ertragen, ihnen war nicht erlaubt, ihre Schmerzen irgendwie auszudrücken. Die andere Gruppe durfte Au sagen, immer wieder, und zwar genau in dem Rhythmus, in dem ein Kreuz auf dem Bildschirm vor ihnen blinkte. Und so mechanisch das Au auch war, das man der einen Probandengruppe gestattete, sie hielten es doch länger mit der Hand im eiskalten Wasser aus als die schweigende Gruppe. Man erkennt zwei Dinge daran. Zum einen, dass medizinischen Forschern die völlige Standardisierung eines Experiments manchmal lieber ist als die Nähe zum wahren Leben – wer äußert sein Au schon in standardisiertem Rhythmus. Zum anderen, und viel wichtiger für unseren Gedankengang jedoch: Schmerz motiviert, ihn zu kommunizieren – und kann man den Schmerz mitteilen, ist er leichter zu ertragen.

Pionier auf diesem Gebiet war jedoch jemand anders. Noch bevor die schmerzlindernde Wirkung des »Au!« erforscht wurde, hatten sich Richard Stephens und seine Kollegen mit der schmerzlindernden Wirkung vom Fluchen befasst.[5] Auch hier mussten Probanden ihre Hand in eiskaltes Wasser halten. Zuvor waren alle Probanden nach einem Wort gefragt worden, das sie ausrufen würden, wenn sie sich mit dem Hammer auf den Finger hauen. Dieses Wort durften sie nun immer wieder in gleichbleibendem Rhythmus und gleichbleibender Lautstärke wiederholen. In der Kontrollgruppe hingegen wurde immer wieder ein neutrales Wort aufgesagt. Und auch hier waren es die fluchenden Probanden, die den Schmerz als geringer bewerteten und es länger im kalten Wasser aushielten.

Schmerz auszudrücken, durch Fluch oder »Au!«, kann ihn reduzieren. Man würde es nicht erwarten, aber erfüllt man eine der Aufgaben, die der Schmerz uns stellt, wie in diesem Fall, ihn auszudrücken, ihn mitzuteilen, dann lässt er nach, uns zu drängen: Ist der Schmerz überzeugend mitgeteilt, kann er zurückgehen. Genauso wie der Hunger verschwindet, wenn man gegessen hat. Und so konnten es die Probanden länger im Eiswasser aushalten, wenn sie den Schmerz ausdrücken durften. Vielleicht würden sie es sogar noch länger aushalten, wenn da kein Weißkittel mit Klemmbrett neben ihnen stünde, der auf wissenschaftliche Neutralität verpflichtet ist, sondern ein offen empathischer Mensch, der auf die Schmerzsignale auch noch die richtige Antwort gibt, nämlich Anerkennung des Leidens.

Schmerz ist also nicht bloß ein einfacher Schaltkreis, bei dem ein rotes Lämpchen aufglüht, wenn irgendwo durch eine Schnittwunde der Stromfluss unterbrochen wird. Schmerz ist ein komplexes Motivationssystem, das der Sicherheit und der Heilung dient – so wie das Verteidigungssystem gegen Infektionen, das wir vorher betrachtet haben. Auch der Schmerz sendet überzeugende Botschaften an uns selbst, er verändert unser Verhalten, ähnlich wie unser Immunsystem es tut, wenn es Fieber und Krankheitsverhalten auslöst. Aber der Schmerz sendet auch überzeugende Botschaften an unsere soziale Umgebung. Schmerz, genauso wie Fieber oder Übelkeit und Husten, ist ein klares Zeichen, dass etwas nicht stimmt. Uns nahestehende andere werden dies als Anzeichen sehen, dass Hilfe gebraucht wird.

Aber genauso, wie eine schnelle Bekämpfung einer Infektion nicht immer höchste Priorität hat und deshalb unterdrückt und aufgeschoben wird, so hat die Schutz- und Kommunikationsfunktion von Schmerzen nicht immer Vorrang.

Der bereits erwähnte Schmerzforscher Patrick Wall weiß da aus seiner Zeit als Armeearzt zu berichten.[6] Im Eifer des Gefechts bemerken manche Soldaten zwar eine Verletzung, sehen, dass da Blut fließt und eine Wunde klafft, aber sie spüren keinen Schmerz. Auch hier gibt es Wichtigeres zu tun. Der Schmerz würde jetzt davon ablenken, mit voller Konzentration das eigene Überleben zu sichern. Erst später, nach überlebtem Kampf, schreien sie im Lazarett vor Schmerzen. Und neben vielen anderen Geschichten kennt er auch die vom Militärausbilder, der mit seinen Rekruten im Tiefschnee unterwegs ist. Der Ausbilder rutscht dabei in eine Felsspalte, fällt tief und schlägt hart auf. Von oben starren ihn ratlose Gesichter an. Er muss seine eigene Rettung koordinieren, denn von denen da oben weiß noch niemand, wie das geht, sie sollten es von ihm erst lernen. Er selbst ist kaum fähig, sich zu bewegen, aber er kann seinen Rekruten Anweisungen geben. Erst als er im Krankenhausbett liegt und der Arzt sagt, dass er in Sicherheit ist, setzen die Schmerzen ein. Zuvor hatte er Wichtigeres zu tun. Es gibt also die Möglichkeit massiver Schädigungen, ohne dass dabei Schmerzen auftreten.

Umgekehrt gibt es aber auch Schmerzen ohne Schädigung. Am besten könnten Schmerzen den Körper schützen, wenn sie das verletzende Verhalten nicht bloß unterbrechen, sondern von vornherein verhindern würden – sodass Sie nicht Ihre Hand von der heißen Herdplatte zurückzögen, sondern die Schmerzen schon, ein paar Zentimeter bevor die Verletzung eintritt, einsetzten. Und genau das ist auch der Fall. Erwartungen fließen in die Schmerzregulierung ein, und so kann es dazu kommen, dass man Schmerzen empfindet, obwohl noch gar nichts Schlimmes passiert ist. Dies kann zu Problemen führen, wenn nämlich die Erwartungen sich so sehr verstärken, dass das eigene Verhalten immer weiter eingeschränkt wird, obwohl gar keine Verletzung droht.

Bei vielen Fällen von chronischen Schmerzen kann das eine der möglichen Ursachen sein. Wer schon einmal erlebt hat, wie eine ärztliche Diagnose das Schmerzempfinden verändern kann, hat die Wirkung von Erwartungen am eigenen Leib erfahren. Die Information »Ihre Bandscheibe ist kurz vor dem Zerreißen« lässt Schlimmes erwarten, verlangt Vorsicht und also ein sensibleres Schmerzempfinden. Die Information »Die Schmerzen kommen von verspannten Muskeln. Sie brauchen Bewegung!« kann womöglich einige Befürchtungen ausräumen, weniger Vorsicht ist nun verlangt, und die Schmerzschwelle kann steigen. Das Problem bei chronischen Schmerzen sind oft nicht bloß Erwartungen, sondern sogar Ängste. Der Schmerz erzwang Schonung, aber die Angst vor dem Schmerz sitzt so tief, dass man aus der Schonung nicht mehr herauskommt. Hier wird nun Training und Umlernen erforderlich, um die erworbenen Erwartungen und Ängste wieder loszuwerden, die den Schmerz und die Beschränkung verursachen. Dies sind die schlimmen Fehlfunktionen eines eigentlich höchst sinnvollen körperlichen Mechanismus. Der Einfluss von Erwartungen auf das Schmerzempfinden ist eine sehr hilfreiche Sache, da er dazu beiträgt, Verletzungen zu verhindern, gleichzeitig birgt er aber die Gefahr von chronischem Schmerz. Das ist einerseits eine schlechte Nachricht, weil ein Mechanismus, der hilfreich ist aus Sicht der Evolution, uns Schmerzen beschert, die sinnlos erscheinen. Gleichzeitig steckt eine gute Nachricht darin, denn nicht selten steht hinter unseren Schmerzen keine Verletzung, sondern Angst und negative Erwartung, und wir können durch Übung erlernen, die Angst, die negativen Erwartungen und damit den Schmerz wieder loszuwerden.

Für Schmerzen gilt also Ähnliches wie für die Krankheitsreaktion, die wir zuvor besprochen haben. Schmerzen beinhalten Botschaften an uns selbst, die unser eigenes Verhalten ändern. Und Schmerzen beinhalten Botschaften an andere um uns herum, die dann wiederum ihr Verhalten anpassen. Dabei sind Schmerzen einigermaßen unabhängig von den Gewebeschädigungen, mit denen man sie sonst fest in Verbindung bringt. Schmerzen können auftreten, ohne dass eine Schädigung auftritt, und Schmerzen können ausbleiben trotz massiver Schädigung. Für Schmerzen gilt also Ähnliches wie für andere Symptome und Krankheitsverhalten. Als Nächstes werden wir unser Symptomspektrum komplettieren, indem wir auch noch Depressionen betrachten.

NACHDENKEN, SEINLASSEN, AUFGEBEN

FUNKTION UND ZWECK von Erkältungssymptomen sind schnell gefunden und erklärt. Die erhöhte Körpertemperatur schafft eine Umgebung, die für den Erreger von Nachteil sein soll und für das Immunsystem von Vorteil. Weil die Verteidigung gegen den Erreger viel Energie benötigt, wird sie aus anderen Bereichen des Lebens abgezogen, die Lust auf Bewegung, Essen, Zwischenmenschliches wird reduziert. Bei Schmerz sind Funktion und Zweck noch offensichtlicher. Es geht irgendwie um Beschädigungen des Körpers, darum, sie zu verhindern, oder darum, möglichst geschickt mit ihnen umzugehen. Wie aber verhält es sich mit Depression? Schwieriger. Denn die Symptome sollen womöglich Probleme lösen, die nicht so greifbar sind wie ein Erreger oder eine Wunde.

Um die Angelegenheit zu vereinfachen, betrachten wir nun nicht die Depression, wie sie sich über lange Zeit festgefahren hat, wir betrachten depressive Symptome, wie sie auch abseits einer tiefen Depression auftreten können. Wir würden bei einer Witwe, die um ihren Mann trauert, deshalb lange schläft, wenig isst und viel weint, nicht von einer Depression sprechen. Dauert diese Trauerphase aber sehr lange an, so lange, dass sich andere fragen, ob das noch »normal« ist, würde man wohl beginnen, von einer Depression zu sprechen. Wenn ein Lehrer nach einem harten Tag bei Heimkunft nur auf die Couch sinkt, an nichts mehr Freude findet und morgens nur schwer aus dem Bett kommt, vor den Schülern am nächsten Tag nur langsam Antworten findet, dann würden wir sagen, dass er einfach im Moment erschöpft ist. Wenn der Zustand aber anhält, er sich auch über das Wochenende nicht bessert, noch nicht mal über die Sommerferien, dann würden wir von einer Depression sprechen. Wenn ein Schüler, der immer glaubte, er würde die Abschlussprüfungen mit links schaffen, auch ohne zu lernen, dann in der Abiturprüfung durchfällt, ist er schockiert, schämt sich, fühlt sich schuldig, zieht sich von seinen Freunden zurück, glaubt, dass nie wieder etwas klappen wird. Für kurze Zeit ist das normal, aber über eine längere Zeit anhaltend, würde man wohl wieder von einer Depression sprechen. Wir werden schauen, abgesehen von ihrer Dauer, welche Funktion diese Depressionssymptome erfüllen können.

Es gibt verschiedene evolutionäre Hypothesen über die Funktion depressiver Symptome. Ein Ansatz besagt, Depression versetzt in einen Zustand des Zweifelns, der Nachdenklichkeit, des Grübelns, der es ermöglicht, nach einem einschneidenden Ereignis einen neuen Plan für das eigene Leben zu entwerfen.[1] Man kann an nichts anderes mehr denken als an das eine Problem, es lässt einem keine Ruhe, oft nicht mal Schlaf. Ein anderer Ansatz besagt, dass Depression hilft, ein Lebensziel aufzugeben, das unerreichbar geworden ist.[2] Es fällt schwer, ein Ziel aufzugeben, in dessen Erreichung man schon viel investiert hat, deswegen soll es einen drastischen Einschnitt wie eine Depression brauchen, um die Verbindung zu kappen. Wieder andere Ansätze besagen, dass Depression ein Daseinsmodus ist, der durch Passivität und Motivationslosigkeit dazu dient, Energie zu sparen oder Abwarten zu erzwingen, bis sich für ein gravierendes Problem eine Lösung ergibt.[3] Diese Ansätze betonen wohlgemerkt die Wirkung der Symptome auf den Depressiven selbst und sein Verhalten. Aber es gibt auch Ansätze, die betrachten Symptome von Depression als Information an andere. Da können die Symptome anzeigen, dass der Depressive kapituliert, dass er keine Ansprüche mehr stellt, dass er aufgibt und sich unterordnet.[4] Ein anderer Ansatz besagt, depressive Symptome zeigen Hilfsbedürftigkeit, sollen also Unterstützung durch andere motivieren.[5]

Es gibt also ganz unterschiedliche evolutionäre Erklärungsansätze für Depressionen, diese müssen sich aber nicht gegenseitig ausschließen. So kann eine depressive Verstimmung zwei Funktionen gleichzeitig erfüllen, einerseits die Veränderung im Denken, die vielleicht eine Problemlösung wahrscheinlicher macht, andererseits die Signalfunktion an andere.[6] Außerdem gibt es auch ganz unterschiedliche depressive Zustände. Betrachtet man die Kriterien, anhand derer Depressionen diagnostiziert werden, stehen da etwa reduzierter Appetit und gesteigerter Appetit, zu wenig Schlaf und zu viel. Der eine kann also viel schlafen und viel essen, die andere wenig schlafen und wenig essen, und doch können beide als depressiv gelten. Die Symptomkonstellationen bei Depressionen unterscheiden sich möglicherweise, je nachdem, welche Funktion sie erfüllen sollen.[7] Wenn eine Depression der Energieeinsparung dienen soll, dann wird diese Funktion wohl vor allem durch ein hohes Schlafbedürfnis und großen Appetit erfüllt. Eine Depression, die der Analyse und Lösungsfindung für ein gravierendes Problem gilt, sollte eher von Schlaflosigkeit und grübelnder Getriebenheit gekennzeichnet sein. Eine Depression wiederum, die Hilfe von anderen mobilisieren soll, braucht Gefühlsäußerungen wie häufiges Weinen und vielleicht sogar bedrohliche Signale wie Selbstverletzungen.

Die zuvor genannten Beispiele von der Witwe, dem Lehrer und dem Schüler sind nicht umsonst gewählt, sie sollen ein Teil des Spektrums spezifischer Probleme wiedergeben, auf die eine spezifische depressive Reaktion folgen kann. Betrachten wir also die drei beispielhaften Figuren etwas genauer.

Die Witwe hat ihren Mann verloren, sie liebte ihn, ein gutes Gefühl, deswegen muss sich der Verlust schlecht anfühlen. Aber darüber hinaus steht sie vor neuen Herausforderungen. Ihr wichtigster Kooperationspartner ist verloren gegangen, ihr Leben war bis vor kurzem partnerschaftlich organisiert. Sie muss ihr Leben nun auf eine neue Grundlage stellen, da kann es sinnvoll sein, sich aus den gegebenen Zusammenhängen zurückzuziehen, obsessiv nachzudenken, um dann mit einem neuen Ansatz das Leben fortzusetzen. Das ist die Funktion der Symptome nach innen, aber auch sie tragen Informationen an die soziale Umwelt. Die weinende Witwe wird womöglich getröstet und unterstützt, sie erhält vielleicht sogar zeitweise kompensierende Hilfe für den wichtigsten, nun fehlenden Kooperationspartner.

Der Lehrer ist von der Arbeit an der Problemschule überfordert, erfüllt aber weiter seine Pflicht, weil sie schließlich Pflicht ist. Er ist sich seiner Überlastung eigentlich bewusst, aber er ändert nichts an seinem Leben, so tun es die Symptome für ihn. Sie sollen ihn dazu zwingen, die nutzlose Anstrengung endlich aufzugeben. Den anderen sollen sie auch genau das anzeigen: Ich gebe auf. Lasst mich ausruhen.

Der Schüler, der prahlte, sein Abitur mit links zu schaffen, und glaubte, nicht mal dafür lernen zu müssen, hat gleich mehrere Probleme. Er muss aus seinem Fehler lernen. Bezüglich seines Abiturs war er rosarot optimistisch, nach dem Scheitern rutscht er in den Pessimismus zwecks Weltsichtkorrektur. Er muss sich einer neuen Lebenssituation stellen. Er ist im Abitur gescheitert, muss sich nun eine Lehre suchen oder das Schuljahr wiederholen, jedenfalls muss er seine ursprünglichen Pläne ändern oder aufschieben, was Rückzug und Nachdenken erfordert, Infragestellen des Gegebenen zur Neuorientierung. Er muss bei seinem sozialen Umfeld Abbitte leisten. Die Eltern sind enttäuscht von ihm, die Freunde voll Häme, weil der Angeber gescheitert ist. Die Lehrer, denen er sich vielleicht bald wieder stellen muss, haben auch ihre Meinung zu dem selbstgewissen Schüler entwickelt. Scham und Schuld, sein reduziertes Selbstwertgefühl zeigen ihnen an, dass ihn seine Fehler nun schmerzen. Er ist kleinlaut statt großmäulig, demütig statt arrogant, sodass sich die Vor-den-Kopf-Gestoßenen ihm wieder zuwenden können.

Aus evolutionärer Perspektive dienen depressive Symptome dazu, soziale Probleme anzugehen; der Verlust eines Kooperationspartners, Überlastung durch eine große Herausforderung, der Umgang mit dem großen Scheitern vor den Augen der anderen. Und so sind auch diese Symptome einerseits an den Leidenden gerichtet: Er oder sie soll ihr Verhalten ändern, um das Problem anzugehen. Aber die Symptome sind auch nach außen gerichtet, sie sagen: »Hilf mir! Ich gebe auf! Verzeih mir!«

Aber man muss auch darauf hinweisen, dass jene Evolutionspsychologen, die in Depressionen vor allem eine Sammlung solcher funktionaler Mechanismen sehen, nur den Ausschnitt eines komplexen Phänomens betrachten, den sie mit ihren Mitteln am besten erklären können. Denn natürlich gibt es die Depressionen, für die keinerlei Gründe der vorher genannten Art gefunden werden können. Natürlich gibt es Depressionen, so tief, dass niemand mehr zu Hilfe kommt, sondern sich alle ermüdet und genervt abwenden. Vielleicht aber wird ein Verständnis der Funktionen und Mechanismen depressiver Symptome, wenn sie einen Zweck erfüllen, auch ein neues Verständnis für die grundlose, tiefe, unerklärliche Depression ermöglichen, unter der viele Menschen leiden müssen.

Jedenfalls ist an dieser Stelle festzuhalten, dass unter dem Label Depression ganz verschiedene Störungsbilder zu finden sind, die möglicherweise ganz unterschiedliche Funktionen erfüllen. Für den Gedanken dieses Buches ist dabei vor allem eine Funktion relevant: Depressionen können als Signal an andere dienen, ihnen mitteilen, dass hier jemand Probleme hat, der deshalb einerseits Entlastung, andererseits Hilfe benötigt.

Wir haben nun nach Symptomen von Entzündung, Erkältung und Schmerz auch Depressionssymptome betrachtet; ein ziemlich weites Feld – aber wir werden es auch wieder zusammenführen. Depression und Schmerz, Depression und Krankheitsverhalten, das sind ganz unterschiedliche Dinge, aber sie haben auch ihre Gemeinsamkeiten. Recht naheliegend sind die Gemeinsamkeiten bei seelischem Schmerz einerseits und körperlichem Schmerz andererseits. Es gibt den seelischen Schmerz, der einen spüren lässt, dass man den verhassten Arbeitsplatz nicht mehr aufsuchen sollte. Es gibt den körperlichen Schmerz, der einen spüren lässt, dass man die heiße Herdplatte nicht mehr anfassen sollte. Wir vermeiden, wovon wir körperliche oder seelische Schmerzen erwarten. Wir lernen aus körperlichem und seelischem Schmerz. Körperlicher Schmerz verhindert, dass wir einen verstauchten Fuß belasten, seelischer Schmerz, dass wir uns nach einer enttäuschten Liebe sogleich in den Nächsten vergucken. Seelischer als auch körperlicher Schmerz greifen vermutlich auf ähnliche Areale im Gehirn zurück. So zeigten Probanden ähnliche Hirnaktivitätsmuster, wenn man ihnen ein Foto ihres Ex-Partners zeigte, der sie gerade verlassen hatte, und wenn man ihren Unterarm schmerzhafter Hitze aussetzte.[8] Wir machen ähnliche Gesichtsausdrücke bei seelischer und körperlicher Qual, wir empfinden seelischen Schmerz oft körperlich, und körperlicher Schmerz geht mit schlechter Stimmung und vielleicht Traurigkeit einher. Wir beschreiben die Ursachen seelischen Schmerzes als körperliche Schädigung. Sie hat mich verletzt. Das war ein Stich ins Herz. Er hat mich vor den Kopf gestoßen. Körperlicher Schmerz ist der Mechanismus, der in der Evolution früher auftaucht. Er bringt all die Vorteile, die wir zuvor besprachen. Als später die Fähigkeiten zu seelischem Schmerz entstanden, griffen diese auf die bereits vorhandenen Mechanismen für körperlichen Schmerz zurück.[9] Ein System, das schon da war, wurde für einen anderen Zweck miteingespannt. So könnte man sich die Evolutionsgeschichte von körperlichem und seelischem Schmerz knapp vorstellen und eine Erklärung finden für die Gemeinsamkeiten von seelischem und körperlichem Schmerz. Der eine ist der Vorfahre des anderen, deshalb sind sie einander ähnlich.

Die Nähe von Depression und Krankheitsverhalten ist nicht so unmittelbar einleuchtend, aber es zeigt sich eine eindrucksvolle Überlappung. Die Krankheitsreaktion des Körpers entzieht dem Kranken Kraft und Lust, macht also Bewegung und Denken mühsam, stoppt zwischenmenschliche Aktivitäten und lohnende Unternehmungen wie Essen, Trinken und Konkurrieren. Diese Krankheitsreaktion ist viel früher in der Evolutionsgeschichte entstanden als die Fähigkeit zu depressiven Zuständen, aber depressive Zustände haben äußerlich viel damit gemein.[10] Auch hier schwinden Kraft und Lust, die Stimmung ist mies wie bei Krankheit, das Denken fällt eher schwer, Bewegung ebenso, und was üblicherweise Freude macht, ist einem nun gleichgültig. Wir haben die möglichen Funktionen so eines Daseinsmodus besprochen. Er kann es ermöglichen, alles zu hinterfragen und zu bezweifeln, um mit einem neuen Lebensentwurf daraus hervorzugehen. Er kann alle Bemühungen abschalten, wenn eine Aufgabe die eigenen Kräfte überfordert. Und dergleichen mehr. Als die vorteilhaften Mechanismen der depressiven Verstimmung in der Evolutionsgeschichte entstanden sind, erschienen sie nicht aus dem Nichts, sondern resultierten wohl aus dem, was schon da war. Wahrscheinlich wurde ein bereits vorhandener Mechanismus zum Abschalten des normalen Funktionierens, nämlich das Krankheitsverhalten, zweckentfremdet für andere Funktionen, nämlich jene der Depression.[11] Und dies ist nicht nur bei Menschen der Fall.[12] In den 60er und 70er Jahren entdeckte man, dass Schimpansenjunge, die von ihrer Mutter getrennt wurden, ihr Interesse an der Umgebung verlieren, passiv werden, traurig wirken. Man nennt diesen Zustand Verzweiflung und hält ihn für eine Entsprechung der menschlichen Depression. Einen sehr ähnlichen Zustand haben Forscher bei Hamsterjungen beobachtet, wenn sie von ihrer Mutter getrennt werden. Und dieser Zustand scheint Vorteile zu haben. Wenn ein Hamsterjunges bei der Nahrungssuche im offenen Gras den Kontakt zur Mutter verliert, sucht es zunächst aktiv und gibt Laut, aber nach einer Weile wechselt es in den beschriebenen Zustand der Verzweiflung. Dieser Zustand hat den Vorteil, dass der junge Hamster Fressfeinden weniger auffällt und so die Chance aufrechterhält, bis zur erhofften Rückkehr der Mutter zu überleben. Diese effektive Ruhigstellung beruht auf einer Entzündungsreaktion und dem entsprechenden Krankheitsverhalten – man kann es an der erhöhten Körpertemperatur erkennen.[13] Derzeit gehen zahlreiche Forschungsunternehmungen Hinweisen nach, dass auch hinter Depressionen eine Entzündungsreaktion steckt. Neben den offensichtlichen Ähnlichkeiten zwischen dem mit Entzündung verbundenen Krankheitsverhalten und einer Depression, die wir schon betrachteten, finden sich bei Depressiven ebenfalls erhöhte Immunmarker im Blut, also die Botenstoffe, die Entzündung und Krankheitsverhalten auslösen.[14] Umgekehrt kann die Gabe dieser Immunbotenstoffe nicht nur zu höherer Immunaktivität, sondern auch zu depressivem Empfinden führen, ebenso wie chronische Entzündungen wie Arthritis Depressionen begünstigen können.[15] Im Moment beruhen Medikamente gegen Depressionen noch auf der fragwürdigen Logik eines Mangels an Glückshormonen, wie wir später im Buch besprechen werden. Zukünftige Antidepressiva werden möglicherweise in die Entzündungsmechanismen eingreifen, die der Depression nach diesen neuen Erkenntnissen zugrunde liegen.

Es entspräche dem Grundsatz der evolutionären Sparsamkeit: Seelischer Schmerz nutzt die althergebrachten Mechanismen des körperlichen Schmerzes. Depression umnutzt die althergebrachten Mechanismen des Krankheitsverhaltens. Und dann geht natürlich Entzündung und Krankheitsverhalten meist mit Schmerzen einher. Es ist ein Dreieck des Leidens, dessen Eckpunkte durch dicke Linien miteinander verbunden sind. So viel zu den Gemeinsamkeiten dieser so unterschiedlichen Phänomene.

Wenn es nun weitergeht, werden wir uns auf eine entscheidende Gemeinsamkeit konzentrieren: zu Krankheit, Schmerz und Depression gehören Symptome, die durch andere wahrnehmbar sind. Andere können also erkennen, dass jemand unter Krankheit, Schmerzen oder Depressionen leidet, und sich dementsprechend verhalten.

KRANKENSTAND
UND UMWELTLAGE

D IE VERTEIDIGUNGSREAKTIONEN DES Körpers sind
fühl- und sichtbar. Wir erkennen sie bei uns selbst oder
bemerken sie bei anderen. Es erscheint völlig normal, dass
man kranke Menschen erkennt, dass man sogar an ihren Symptomen erahnen kann, was ihnen fehlt, welcher Erreger sie
befallen, was im geraden Gang des Lebens schiefgelaufen ist.
Natürlich gibt es auch Erkrankungen, die zunächst verborgen
bleiben, sich erst zeigen, wenn es zu spät ist, aber im Allgemeinen können Ärzte darauf bauen, dass sich Krankheiten
durch die Verteidigungsmechanismen des Körpers offenbaren.
Zumindest gilt das für Ärzte, die sich mit Menschen befassen.
Ganz anders sieht es aus bei Tiermedizinern, insbesondere
jenen, die sich um die Gesundheit wilder Tiere kümmern.

Um ein krankes Wild- oder Zootier zu erkennen, reicht
Lehrbuchwissen nicht. Es erfordert jahrelange Erfahrung und
genaue Kenntnis des individuellen Tieres, um die Abweichungen vom normalen Verhalten zu bemerken, die auf eine
Erkrankung hinweisen könnten. In einem anderen Zoo würde
dieses geübte Auge vielleicht schon nichts mehr erkennen,

weil dort zwar Tiere derselben Art leben, diese sich aber im Alltag anders verhalten und somit bei Krankheit auch anders von ihrem Verhalten abweichen. Und oft lässt sich nicht einmal aussprechen, was genau Anlass zur Besorgnis gegeben hat. Anscheinend gibt es keine eindeutigen Anzeichen wie bei uns Menschen, sondern nur schwache Hinweise, solche, die die Tierärzte nicht bewusst, sondern nur unterschwellig wahrnehmen und die sich dann als Intuition äußern, dass etwas nicht stimmt. Dieses Gefühl kann dazu führen, das Tier näher zu untersuchen; eine gewichtige Entscheidung, da Wildtiere nicht freiwillig zum Arzt gehen.

Doch nicht nur das Verhalten des mutmaßlich kranken Tieres selbst dient der Diagnose, auch das Verhalten seiner Artgenossen. Wird ein einzelnes Tier anders behandelt als sonst, etwa vom Gruppenleben ausgeschlossen, kann das ein Hinweis auf eine Erkrankung sein. Oft ist das Verhalten der übrigen Gruppenmitglieder sogar der entscheidende Hinweis für den Zoo-Arzt, denn deren Sinne sind für das soziale Leben ihrer Art geformt, während wir Menschen keine naturgegebenen Experten für andere Gattungen sind.

Dass die Krankheiten wilder Tiere für Menschen schwer zu erkennen sind, liegt aber nicht bloß an unserer beschränkten Wahrnehmungsfähigkeit. Es liegt auch daran, dass wilde Tiere tatsächlich weniger Symptome zeigen, weil sie in ihrer Evolutionsgeschichte ganz anderen Anforderungen unterlagen, insbesondere im Falle einer Erkrankung. Der entscheidende Unterschied zwischen Mensch und Tier liegt im Verhalten ihres sozialen Umfelds im Krankheitsfall.[1] Für Tiere ist es meist wichtig, dass andere ihre Krankheit nicht erkennen. Denn offensichtliche Krankheit kann zunächst dazu führen, dass das Tier gemieden wird. So entgehen ihm etwa Möglichkeiten zur Paarung oder zur Teilhabe an gemeinsamer Nahrung. Beim kompletten Ausschluss aus der Gruppe ist das Tier völlig auf sich allein gestellt und oft nicht überlebensfähig. Außerdem kann die Krankheit eines Tieres, das einen hohen Rang in der Dominanzhierarchie bekleidet, eine Gelegenheit für niedriger Gestellte sein, die Dominanzhierarchie neu auszufechten und aufzusteigen. Erkennbare Krankheit kann also zu einem sozialen Abstieg führen. Obendrein sind Tiere anderer Arten daran interessiert, Krankheit und Schwäche zu erkennen. Raubtiere suchen sich aus einer Tiergruppe jene Tiere als Opfer heraus, die am leichtesten zu kriegen sind. Und das sind eben die verletzten und kranken. Erkennbar krank zu sein bringt also viele massive Nachteile für Wildtiere. Sie sind weniger attraktiv als Partner für Fortpflanzung und Kooperation, sie steigen möglicherweise in der Dominanzhierarchie ab, unter Umständen werden sie ausgeschlossen oder bevorzugt von Raubtieren attackiert.

Rücksicht oder gar Hilfeleistung gegenüber Kranken findet man bei Tieren kaum. Ganz im Gegensatz zum Menschen. Zwar kann erkennbare Krankheit auch unter Menschen zu Vermeidung und sozialem Ausschluss führen, sonst würden wir im Bus nicht den Sitzplatz wechseln, wenn der Nachbar hustet und schnieft, sonst gäbe es keine Diskriminierung von HIV-Patienten. Aber es gibt eben auch die prosozialen Reaktionen auf Krankheit, die Befreiung von üblichen Pflichten, Unterstützung, Pflege und Behandlung.

Menschen lebten während ihrer langen evolutionären Geschichte auch deshalb immer in Gruppen, weil so die Risiken von Verletzung und Krankheit, denen jeder einzelne ausgesetzt ist, durch die anderen abgefedert werden konnten.[2] Hundert vereinzelte Individuen wären jeweils verloren, wenn sie ein Beinbruch ereilt. Dieselben Individuen zu einer Gruppe zusammengeschlossen können einander im Verletzungsfall unterstützen, sofern sich nicht alle hundert gleichzeitig das Bein brechen. Und das Helfen wird belohnt, einerseits, indem sich der gesundete Kranke revanchiert, wenn der Helfer krank wird, andererseits, weil sich durch die Hilfe das Ansehen verbessert, was einem in anderen Lebensbereichen, etwa bei der Partnerwahl, Vorteile bringt. Aber wir werden uns den Gründen für die menschliche Hilfsbereitschaft im Krankheitsfall später noch einmal genauer widmen.

Für den Moment genügt es festzustellen, dass es Tieren auf jeden Fall Nachteile bringt, wenn andere ihre Erkrankung erkennen, wohingegen es Menschen Vorteile bringen kann. Und dies gilt schon so lange, dass Menschen und Tiere vermutlich für diese unterschiedlichen Anforderungen geformt sind.

Bemerkenswerterweise gelten diese unterschiedlichen Anforderungen nur für die Außenwirkung, nicht für die Innenwirkung. Für Menschen wie für Tiere ist es von Vorteil, wenn das Immunsystem Erreger effektiv bekämpft, Wunden sich rasch schließen und gebrochene Knochen sich verlässlich wieder zusammenfügen. Gleichzeitig sind die Anforderungen ganz unterschiedlich dahingehend, ob die Heilung heimlich oder ausdrucksstark erfolgen sollte.

Machen wir es konkreter mit einem Beispiel, das zwar alles andere als eine Krankheit ist, aber immerhin in fast jedem Krankenhaus eine eigene Abteilung hat: die Geburt.[3] Frauen gebären anders als tierische Weibchen. Menschen haben üblicherweise Helfer bei der Geburt; eine einsame Geburt ist eher Not- und Einzelfall, das gilt über Kulturen und Zeiten hinweg. Tiere hingegen gebären ihre Junge ohne die Hilfe anderer; oft ziehen sie sich sogar von der Gruppe zurück, um den Nachwuchs ganz allein auf die Welt zu bringen.

Wir haben alle das Bild einer Frau kurz vor der Entbindung vor Augen, und viele haben es am eigenen Leib erfahren, das Einsetzen der Wehen, die Schmerzen bei der Geburt. Da ist es erstaunlich zu sehen, wie gelassen viele Tiere ihren Nachwuchs auf die Welt bringen. Das liegt nicht nur daran, dass die Geburt für die meisten Tiere einfacher ist. Zwar ist das Becken im Laufe der menschlichen Evolution schmaler geworden und der Kopf des Kindes größer, was natürlich die Geburt erschwert, aber andere Tierarten haben es auch nicht leicht. Den entscheidenden Unterschied machen die potentiellen Konsequenzen einer Schmerzäußerung. Man stelle sich vor, eine Gazelle würde Wehen und Geburtsschmerz lautstark ausdrücken; es wäre ein willkommenes Signal für Fressfeinde — ein wehrloses Junges und eine werdende Mutter in einer hilflosen Situation. Für Gazellen ist es also überlebenswichtig, Nachwuchs heimlich und schnell auf die Welt zu bringen. Bei Menschen hingegen locken Wehen und Geburtsschmerzen üblicherweise nicht Fressfeinde, sondern wohlgesinnte Helfer. Eine Gazelle, die lautstark gebärt, würde das Risiko eingehen, samt Nachwuchs gefressen zu werden, und trüge somit ihre Gene nicht zur nächsten Generation weiter. Die Selektion führt hier dazu, dass die Geburt still verläuft. Anders bei Menschen. Deren Geburt ist ein evolutionäres Nadelöhr, bei dem sowohl das Leben der Mutter als auch das des Kindes auf dem Spiel stehen. Hier sind die werdenden Mütter im Vorteil, die ihr Bedürfnis nach Hilfe möglichst überzeugend ausdrücken und so potentielle Helfer motivieren. Die stoische Gazellenart wäre für menschliche Frauen in der Evolution wohl von Nachteil gewesen, weil die Wahrscheinlichkeit, rechtzeitig Hilfe zu erhalten, geringer und die, bei der Geburt zu sterben, größer gewesen wäre.

In einer missgünstigen und gefährlichen Umgebung ist es also sinnvoll, Verletzung, Krankheit und Schwäche geheim zu halten, in einer prosozialen und zugeneigten Umgebung kann es hingegen von Vorteil sein, die eigene Hilfsbedürftigkeit überzeugend darzubieten. Die sichtbaren Symptome von Tieren sind daher herunterreguliert, sodass sie keine Feinde und Nutznießer locken und keinen sozialen Ausschluss verursachen. Da der Mensch in seiner Entstehungsgeschichte üblicherweise in eher freundlicher Umgebung lebte, sind seine Symptome so geformt, dass sie andere überzeugen zu helfen. Sie sind also nicht bloß Anzeichen einer gerade ablaufenden Heilungsreaktion, sie sind möglicherweise speziell geformte Signale, die wohlgesinnte andere davon überzeugen sollen, dem oder der Leidenden zu helfen.

Es hört sich zunächst mal positiv an, dass es zur Natur des Menschen gehört, einander bei Krankheit zu helfen. Und tatsächlich wäre unsere Entwicklung ohne diesen Aspekt ganz anders verlaufen.[4] Trotzdem hat diese Signalfunktion der Symptome aus der subjektiven Sicht jedes einzelnen Menschen Nachteile. Denn leider nehmen die Mechanismen der Evolution keine Rücksicht auf unsere Gefühle. Wenn mehr Leiden mehr Hilfe bringt, dann wird es sich durchsetzen, wird in die Regulationsmechanismen unserer Symptome eingeschrieben.[5] Unser Leiden ist nur Verhandlungsmasse in der sozialen Aushandlung von Pflicht und Entlastung, von Hilfeleistung und Hilfsbedürftigkeit. Und wenn man so will, trägt die Evolution diese Aushandlung auf dem Rücken der Kranken aus.

Das hört sich jetzt wiederum ziemlich furchtbar an: Weil wir menschliche Zuwendung dafür bekommen, hat uns die Evolution zum Leiden verdammt. Und tatsächlich: Die Symptome sind von der natürlichen Selektion optimiert, um andere davon zu überzeugen zu helfen. Eine hypothetische Menschheit, die einander nicht bei Krankheit hilft und dies auch nie getan hat in ihrer langen evolutionären Geschichte, würde womöglich weniger leiden, weil Leiden keinen sozialen Nutzen bringt. Aber gleichzeitig würde sie seltener gesunden, früher sterben, wäre den Gesundheitsrisiken des Lebens schutzlos ausgeliefert, hätte deswegen ganz andere Abzweigungen in ihrer evolutionären Entwicklung genommen, solche von weniger Kooperation und Verlässlichkeit, von kürzerem Leben und weniger Zukunft, also ohne Weisheit und große Pläne. Kurzum: Die Menschen wären keine Menschen mehr. Die Hilfe gehört zum Wesen des Menschen genauso wie das Leiden. Und beides bedingt einander. Damit müssen wir leben, damit dürfen wir leben.

AUSDRUCKSWEISEN VON AUSSICHTSLOSEN

STELLEN SIE SICH vor, Sie arbeiten in einem Großraumbüro und Sie müssen am späten Freitagabend noch etwas fertig machen. Die ersten Kollegen haben sich schon am frühen Nachmittag ins Wochenende verabschiedet, und die letzten sind auch schon lange weg. Sie aber haben noch zu tun und wollen sich ein paar Ausdrucke aus dem Kopierraum abholen. Irgendwie müssen Sie beim Eintreten unglücklich gegen den Keil getreten sein, der die Tür offen halten sollte, so lange, bis der Hausmeister wieder eine funktionierende Klinke eingebaut hat. Die Tür fällt zu, und Sie können sie von innen nicht öffnen.

Sie hämmern an die Tür und rufen, doch die Tür hält stand, und draußen ist Ruhe. Es ist ziemlich warm in dem fensterlosen Raum, Sie bekommen Durst, aber zu trinken haben Sie nichts. Sie schauen sich um. Nur Server, Kopierer, Papierkorb, ein Stahlschrank mit weiterem Kopierpapier. Der Server ist zwar mit der ganzen Welt verbunden, aber sie haben keinen Computer, um ihn anzuschließen, Ihr Handy liegt noch an Ihrem Schreibtischplatz. Es wird heiß und stickig in dem kleinen Raum. Dieses Wochenende werden Sie ohne Wasser wohl nicht überleben. Neben dem Lichtschalter ist der Notknopf für den Feueralarm. Sie zögern, den Knopf zu drücken, denn schließlich brennt es ja nicht, und es steckt tief in Ihnen drin, dass man diesen Knopf nur bei Feuer drücken darf. So rufen Sie noch einige Male und hämmern mit den Fäusten gegen die Tür, aber schließlich drücken Sie den Knopf.

Am folgenden Montag spricht dann die ganze Firma über Sie, einerseits ist da das Lachen über Ihr Pech, sich selbst im Serverraum eingesperrt zu haben, andererseits ist da das mitgefühlte Grauen derer, die sich in Ihre Lage versetzen. Niemand aber sagt: »Die Feuerwehr kam wegen einem Brand mit 20 000 Litern Wasser angefahren, dabei hätte man doch nur zwei Liter gebraucht, um Ihren Durst zu löschen.« Sie haben den Feueralarm ausgelöst, ohne dass da Feuer war. Die Feuerwehr rückte an in dem Glauben, löschen zu müssen, und dass es nichts zu löschen gab, erfuhren sie erst, als sie die Tür zum Serverraum aufgebrochen hatten. Trotzdem wirft Ihnen niemand vor, etwas vorgetäuscht zu haben. Sie haben zwar ein Signal zweckentfremdet, aber nur, weil die anderen Möglichkeiten, Ihre Notlage mitzuteilen, ausfielen. Sie haben gerufen und geklopft, aber niemand hat es gehört. Dann haben Sie Ihren Notruf über einen anderen Kanal gesendet, der eigentlich nicht dafür gedacht ist, und die Feuerwehr rückte an und rettete Sie. Und auf ähnliche Art werden Symptomsignale zweckentfremdet, wenn es der Kommunikation und Überzeugung dient.

Symptome, also die Verteidigungsreaktionen unseres Körpers, haben eine primäre Funktion, so wie etwa Schmerz das passende Verhalten motiviert, wenn es zu einer Verletzung gekommen ist, so wie Fieber gegen Krankheitskeime wirkt oder wie eine Depression das tiefe Grübeln über ein gravierendes Problem erzwingt. Daneben gibt es die sekundäre Funktion, die Signalfunktion, einerseits das Signal an uns selbst, an unser bewusstes Denken, dass etwas nicht stimmt. Und andererseits das Signal an unsere soziale Umwelt, dass wir gerade schwach sind und Entlastung brauchen, vielleicht sogar Hilfe, Pflege, Behandlung. Lassen wir die primäre Funktion mal beiseite und betrachten nur die Signalfunktion der Symptome. Dann erscheinen völlig unterschiedliche Beschwerden wie eben Erkältung, Rückenschmerzen und Depressionen auf einmal recht ähnlich. Alle bedeuten sie dem darunter Leidenden, dass er jetzt erst mal ablassen soll von dem, was er normalerweise tut, sich entlasten, zurückziehen, schonen. Gleichzeitig zeigen sie den anderen, dass hier jemand ein Problem hat, geschwächt ist, man ihm Pflichten abnehmen, keine Ansprüche an ihn stellen, Hilfe leisten sollte. So unterschiedlich diese Beschwerden auch sind, so ähnlich sind sie doch in der Signalfunktion, die sie zu erfüllen haben. Geht es nur um die Kommunikation, sind diese unterschiedlichen Beschwerden bloß unterschiedliche Kanäle, durch die Schwäche, Hilflosigkeit und Hilfsbedürftigkeit kommuniziert werden. Und je nach Situation erfüllen die unterschiedlichen Kanäle mehr oder weniger gut ihren Zweck.

Ein junger Mann tritt seinen Job in der Drogenberatungsstelle einer Großstadt an, es ist sein erster Vollzeitarbeitsvertrag nach dem Studium. Er stürzt sich in die belastende Arbeit und hat bald wesentlich mehr zu tun als die vertraglich vereinbarten 40 Stunden, denn die etwas älteren Kollegen sind immer mal wieder krankgeschrieben, ein Kollege sogar schon seit mehreren Wochen. Er selbst spürt, wie seine Begeisterung für den Job schwindet. Anfangs ging er gut gelaunt zur Arbeit, nun bei schlechter Stimmung. Er lacht weniger, sorgt sich mehr, aber nimmt nun Johanniskrautkapseln und diszipliniert sich, damit seine Arbeitsleistung unter der Traurigkeit nicht leidet. Dann kommt die Müdigkeit. Zunächst ist er bloß abends völlig erschöpft, bald aber auch morgens, wenn er aufsteht. Erst kompensiert er das mit Kaffee, dann auch mit Energydrinks, die Müdigkeit kann er so in den Griff kriegen. Dann kommen Schmerzen. Erst sind es nur Kopfschmerzen, dagegen nimmt er Aspirin. Dann kommen auch Rückenschmerzen, gegen die er sich mit einem Schmerzgel einreibt. Er macht weiter. Eines Morgens wacht er aber mit Fieber, Husten und Schnupfen auf, und es ist ihm klar, dass er an diesem Morgen das Bett nicht verlassen wird. Er meldet sich krank und bleibt es drei Wochen. Und als das Ende seiner Krankschreibung näher rückt, der nächste Arbeitstag sich bedrohlich nähert, entschließt er sich zu kündigen und einen anderen Job zu finden, der ihn weniger belastet.

Am Schluss hat er also die Signale seines Körpers verstanden. Die schlechte Stimmung reichte nicht, um einen disziplinierten Menschen von seiner Arbeit abzubringen. Die Müdigkeit hielt ihn nicht auf, denn es gibt ja Koffein. Auch die Schmerzen stoppten ihn nicht, denn es gibt ja Aspirin und andere Präparate. Ein anderer hätte sich vielleicht auch mit Erkältungssymptomen zur Arbeit geschleppt, aber unser Sozialarbeiter ließ sich zumindest von diesem Krankheitsbild überzeugen, zu Hause zu bleiben und über sein Berufsleben nachzudenken. Sein Körper wechselte also ständig die Kanäle, stieg die Treppe der Eskalation hinauf, bis er den überzeugenden Kanal gefunden hatte, mit dem er sein kommunikatives Ziel erreichte. Und hätte sich unser Sozialarbeiter an einem gewissen Punkt nicht überzeugen lassen, wäre wohl alles noch schlimmer gekommen. Vielleicht wären die Symptome chronisch geworden, und erst ein Zusammenbruch hätte die nötige Pause erzwungen. Erschöpfungsdepression, also Burnout, wären dann womöglich die Worte der Ärzte gewesen, die den gewordenen Patienten von seiner Lage überzeugt hätten.

Gerade ging es um die Kommunikation der Symptome mit dem Betroffenen, nach innen sozusagen, aber zur Kommunikation nach außen, also mit anderen Menschen, müssen auch passende Kanäle gewählt werden, müssen auch Eskalationsstufen genommen werden, um zu überzeugen. Depression etwa ist als Krankheit mal mehr, mal weniger anerkannt in unterschiedlichen Kulturen. In Amerika ist sie recht akzeptiert, es gibt viele Therapeuten, und die entsprechenden Medikamente werden oft verschrieben. Anders ist es etwa in China, wo Depressionen als Krankheit weit weniger anerkannt sind. Von der Kommunikationsperspektive aus betrachtet ist hier also ein und derselbe Kanal in unterschiedlichen Kontexten unterschiedlich gut geeignet, um kommunikativen Erfolg zu haben, also um andere davon zu überzeugen, dass man krank ist, Entlastung angesagt ist und Hilfe benötigt wird. Und so äußert sich diese Lage in der einen Kultur tendenziell anders als in der anderen. In den USA sind es eher Anzeichen wie Traurigkeit, Unruhe, Hoffnungslosigkeit und so weiter. In China sind es eher körperliche Symptome wie etwa Schmerzen. Auch in Europa zeigt sich so ein Unterschied der genutzten Kanäle: In Österreich zeigen türkischstämmige Patientinnen eher als österreichstämmige Patientinnen körperliche Symptome, wenn sie unter einer Depression leiden.[1] Aber auch über die Zeit hinweg kann man sehen, wie sich in Deutschland die Anerkennung der Depression gewandelt hat und damit auch die diagnostizierten Beschwerdebilder: So nehmen etwa Rückenschmerzen als Krankschreibungsgrund ab, während Depressionen zunehmen.[2] Dahinter steckt wohl keine tatsächliche Verschiebung der Krankheitshäufigkeiten, sondern eine höhere Anerkennung rein psychischer Leiden: Früher brauchte man körperliche Symptome, um als krank anerkannt zu werden, heute genügen zunehmend auch seelische Beschwerden.

Trotzdem haben psychische Symptome noch nicht die gleiche Anerkennung erreicht wie körperliche. Das zeigt sich zum Beispiel in dem großen Bemühen, psychische Erkrankungen als Veränderungen im Gehirn nachzuweisen. Erst wenn diese körperliche Grundlage gefunden ist, so scheint es, werden psychische Symptome hundertprozentig für voll genommen – erst wenn sie als körperlich gelten.

So findet der Körper in unterschiedlichen kulturellen Kontexten die passenden Kanäle, um seine Botschaft überzeugend darzubieten. Und auch eine Eskalation dieser Signale kann stattfinden, bis die Empfänger endlich überzeugt sind. So kann eine depressive Person zunächst sehr schwache Signale aussenden wie etwa Traurigkeit oder sozialen Rückzug. So schwach diese Signale auch sind, sie können doch überzeugend sein. Zum einen erlegen sie der depressiven Person Kosten auf, denn solange sie sich isoliert, kann sie nicht all die Belohnungen in Anspruch nehmen, die das soziale Leben bietet. Hier spielen Überlegungen eine Rolle, dass ein Signal umso stärker und überzeugender ist, je mehr es den Sender kostet.

Auch subjektive Symptome können nämlich dem Sender Kosten verursachen und dadurch glaubwürdig werden.[3] Schmerz, Unwohlsein und Traurigkeit sind nicht nur ein paar innere Wahrnehmungen, sondern auch eine Art, sich zu verhalten, gerade darin liegt ja ihre Funktion. Die Rückenschmerzen halten vom vielen Sitzen ab oder vom schweren Tragen. Die Traurigkeit sorgt für Rückzug und ununterbrochenes Nagen an einem großen Problem. Das Unwohlsein schaltet den Appetit aus und verhindert unbeschwertes Miteinander. Dieses Verhalten hat, wie der Ökonom sagt, Opportunitätskosten. Man muss dafür etwas aufgeben, man verpasst etwas. Man könnte gute Sachen essen, anstatt sich wegen des Unwohlseins zurückzuhalten. Man könnte Freunde treffen, eine neue Liebe finden, statt sich traurig zurückzuziehen. Man könnte tanzen, statt sich mit Schmerzen ins Bett zu legen. Und genau das macht die subjektiven Symptome glaubwürdig: die Einschränkungen, die man sich ihretwegen auferlegt. Man stelle sich die umgekehrten Fälle vor: Die Studentin, die mit Magen-Darm-Attest der Prüfung fernbleibt, aber stattdessen beim All-you-can-eat im Running Sushi direkt am Förderband sitzt. Ein Rückenschmerzpatient, der sich auf der Ü40-Party eine Frau über die Schulter wirft. Und schließlich der frische Witwer, der Rückzug und Trauer in der Wohnung seiner Geliebten verlebt. Oder die Bekannte, die unsere Party wegen Migräne absagt, von deren Erscheinen auf einer anderen Party wir aber am nächsten Tag erfahren. Ihnen allen glauben wir ihr Leiden nicht. Die subjektiven Leiden müssen also einschränken, Kosten verursachen, die andere dann gut wahrnehmen können.

Zum anderen erlegen die depressiven Symptome aber auch anderen Leuten Kosten auf, nämlich jenen, die mit der Person üblicherweise kooperieren. Diese Kooperation zum Vorteil beider Seiten ist durch den Rückzug der depressiven Person unterbrochen. Ihre Kooperationspartner haben also ein Interesse daran, dass die depressive Person wieder in den Austausch eintritt. In der Evolution setzte sich also ein Mechanismus durch, der dem Leidenden Kosten auferlegt, um den Ausdruck der Bedürftigkeit besonders stark zu machen und den anderen durch ausbleibende Kooperation Kosten aufzuerlegen und so deren Hilfeleistung zu erzwingen. Dieser Mechanismus ist aber keine Überlegung, die im Kopf des Kranken vorgeht, es ist vielmehr eine Verhaltensstrategie, die sich in der Evolution durchgesetzt hat. Es steckt nirgends eine Absicht dahinter, denn der Kranke will die Symptome nicht, im Gegenteil, er leidet darunter. Es ist bloß so gewesen, dass jene Individuen Überlebensvorteile hatten, deren Symptome effektiv Hilfeleistung mobilisierten. Und so setzten sich derlei Symptome durch. Es geht hier also keinesfalls darum, depressiven Menschen böse Absicht zu unterstellen, im Gegenteil, das Leid eines Depressiven ist auch deshalb so tief, weil es für mehr als eine Person bemessen wurde, weil es andere mitleiden lassen soll.

Nun kann es sein, dass Traurigkeit und Rückzug nicht reichen, um Anerkennung und Hilfeleistung anderer zu erwirken. Selbstverletzungen sind da schon ein stärkeres Signal.[4] Ein paar Schnitte am Arm, bei denen Blut fließt, die Risiken für die Gesundheit mit sich bringen, von denen Narben bleiben, das sind Signale, die wieder auf den beiden Wegen wirken, die wir zuvor erwähnten, nur womöglich stärker. Einerseits ist dies ein sehr starkes Signal der Hilflosigkeit, denn es müssen schon große Sorgen sein, die einen eine Klinge an den eigenen Arm setzen lassen. Die Selbstverletzungen bedeuten nicht nur vorübergehende Opportunitätskosten wie beim sozialen Rückzug, sondern können bleibende Schäden hinterlassen. Andererseits setzen die Selbstverletzungen Kooperationspartner unter Druck, denn auch ihnen entstehen nicht bloß die Kosten eines vorübergehenden Kooperationsausfalls wie beim sozialen Rückzug. Hier droht ein langfristiger Ausfall der Fähigkeiten und damit des Wertes des Kooperationspartners. Auch bei Selbstverletzungen ist es also so, dass sie einerseits dem Erkrankten Kosten auferlegen und dadurch überzeugend werden und andererseits den Kooperationspartnern Furcht vor anhaltendem Kooperationsausfall einjagen und sie so zum Handeln zwingen. Und auch hier gilt wieder, dass keine bewussten Absichten dahinterstecken.

Jene, die sich selbst verletzen, geben üblicherweise an, dass sie dies tun, um ihre Emotionen zu regulieren. Und das funktioniert sicher auch. Jeder, der schon einmal mit unerträglichem Weltschmerz im Zimmer auf und ab gegangen ist und sich dabei den kleinen Zeh heftig am Bettpfosten stieß, kann wohl bestätigen: Plötzlicher körperlicher Schmerz ist eine starke Ablenkung von aller seelischen Pein. Dies soll den Seelenschmerz des Selbstverletzers nicht verharmlosen, im Gegenteil: Welch schlimmen Weltschmerz haben wir alle schon erlebt und wären in diesen Momenten doch nicht in der Lage gewesen, mit Absicht mit dem kleinen Zeh voran gegen den Bettpfosten zu treten, um so den Weltschmerz zu verdrängen. Doch auch wenn der Erkrankte sich selbst verletzt, um seine Emotionen zu regulieren, ändert dies nichts daran, dass seine Tat eine Signalwirkung hat. Es ist nicht seine Absicht, aber die Narben werden sichtbar, wenn in Gesellschaft sein Ärmel hochrutscht.

Die nächste Stufe der Eskalation wäre eine Form der Selbstverletzung, die Lebensgefahr bringt. Der Selbstmord ist eines der größten Rätsel für Leute, die menschliches Verhalten aus evolutionärer Perspektive betrachten. Eigentlich sollten wir durch die Evolution so geformt sein, dass wir überleben und uns fortpflanzen. Für den größtmöglichen Widerspruch dazu entscheiden sich die Selbstmörder. Nicht nur, dass sie ihr Leben freiwillig beenden, auch sind sie meist so jung, dass sie noch keine Nachkommen haben. Von der evolutionären Perspektive einmal abgesehen, kommuniziert uns der Selbstmord eine erschreckend starke Botschaft, insbesondere dann, wenn er überraschend kam: So schlecht ging es ihm, das hätten wir nicht gedacht! So schlecht stand es um sie, wie konnten wir das nicht merken? Der Selbstmord ist wohl das stärkste Signal dafür, dass Hilfsbedürftigkeit bestanden hat. Doch das Senden dieses Signals bedeutet auch, dass es für diese Einsicht zu spät ist. Ein Leben ist sinnlos beendet, und den Hinterbliebenen bleibt oft nur Trauer. Hat man die Anzeichen übersehen, die wachsende Verzweiflung? Manchmal ist das der Fall. Aber es kann auch sein, dass Symptome vorangingen, sozialer Rückzug etwa, die im modernen Leben leicht zu übersehen sind. Wir werden uns dem später noch widmen. In manchen Fällen steckt auch kein langer Prozess der Verzweiflung dahinter, sondern Psychose und Wahn. Trotzdem müssen wir uns sensibilisieren für eine Todesart, der doppelt so viele Menschen zum Opfer fallen wie Verkehrsunfällen, die aber trotzdem tabuisiert wird.

So sinnlos der Selbstmord für das menschliche Empfinden ist, so sinnlos ist er auch für die evolutionäre Theorie. Und so ist es sinnvoll, einen Schritt zurückzugehen, wortwörtlich jenen Schritt zurück, der am Rand des Hochhausdachs zum

Fallen fehlt, der Schritt, der einen oberflächlichen Schnitt zu einer tödlichen Wunde macht. Der Selbstmord ist kein sinnvolles Signal, aber die Entschlossenheit zu sterben, durch entsprechendes Verhalten untermauert, kann ein starkes Signal sein.[5] Wir sprechen also nicht von Suizid, sondern von suizidalem Verhalten. Und dieses ist wesentlich häufiger als der tatsächliche Selbstmord. Der Hilflose zeigt durch seinen Selbstmordversuch, dass es ihm ernst ist mit der Wertlosigkeit seines Lebens. Bei dem Risiko, das er eingeht, muss das Leiden riesig sein. Der Selbstmordversuch ist ein höchst glaubwürdiges Signal zur Mobilisierung von Hilfe. Das Risiko des Todes ist es, was dieses Verhalten so teuer und damit so glaubwürdig macht. Und so liegt es leider in der Natur der Sache, dass dieses Todesrisiko sich manchmal manifestiert. All die Selbstmordversuche sind nur so überzeugende Signale, weil es manchmal tatsächlich zum Tode kommt. Und sie setzen die Kooperationspartner des Lebensmüden auch deshalb so nachhaltig unter Druck.

Und so lautet dann auch eine Erklärung des Selbstmords aus evolutionärer Perspektive: Ein Selbstmordversuch ist ein starkes Signal der Hilfsbedürftigkeit, umso stärker, je größer das Risiko des Todes erscheint. Der Selbstmord an sich aber ist völlig sinnlos, selbst aus Sicht der Evolution. Er ist der Worst Case, der mit dem Signal einhergeht. Und auch hier heißt dies nicht, dass Absicht dahintersteckt. Jene, die versuchen, Selbstmord zu begehen, wollen zumeist daran sterben. Eine bewusste kommunikative Absicht muss niemand damit verfolgen. Wieder mag es als letztes Mittel von der Evolution geformt sein, um einen, der am Ende ist, mit hohem Risiko vielleicht doch noch zu retten.

Und auch der anderen, der helfenden Seite geht es nicht um Berechnung und Absicht. Was hier nüchtern ökonomisch ausgedrückt ist, fühlt sich im Bewusstsein der Menschen zärtlich an. Aus evolutionärer Sicht ist die Krankheit des Sohnes eine Gefahr für das Investment der Mutter. All die Zeit und Kraft, die sie in die Weitergabe ihrer Gene gesteckt hat, könnte nun verloren gehen. Die Mutter fühlt sich gegenüber ihrem Sohn aber nicht wie der Anleger gegenüber einem Aktienpaket. Sie liebt ihn. Und diese Liebe verursacht all ihr fürsorgliches Verhalten gegenüber dem kranken Sohn, das ihn dann gesunden lässt – und ihr Investment rettet. Das, was hier so trocken als Kooperationspartner bezeichnet wurde, um die ökonomischen Abhängigkeiten und Zwänge aufscheinen zu lassen, würde man im alltäglichen Reden als Freunde oder Lebenspartner bezeichnen. Das zarte Mitgefühl, das wir für einen guten Freund mit großen Problemen haben, motiviert uns, ihm oder ihr zu helfen und ihn oder sie damit auch ganz eigennützig als unseren Kooperationspartner wieder auf die Beine zu stellen. Diesen kühlen Eigennutz empfinden wir aber gar nicht, stattdessen warmes Mitgefühl.

Aber natürlich wird nicht jedem Menschen Mitgefühl zuteil. Gerade in unserer heutigen Umwelt, wo wir zum puren Überleben nicht mehr auf den Zusammenhalt der Gruppe angewiesen sind, entstehen völlig neue Möglichkeiten des Alleinseins. Heute können wir einsam sein, ohne dabei zu verhungern. Eine neue Freiheit also, aber auch eine Gefahr. Wir sind nicht daran angepasst, dass völliger Rückzug dauerhaft lebbar ist. Die meiste Zeit der menschlichen Evolutionsgeschichte lebten wir in eng verbundenen Gruppen, in denen Rückzug ein starkes Signal war, das schnell berücksichtigt wurde.

Unser soziales Leben hat sich jedoch verändert. Wir leben in der Anonymität statt in der Kleingruppe. Heutzutage lässt die soziale Isolation das Signal ins Leere laufen. Noch schlimmer: Es verstärkt sich immer weiter, weil niemand den Teufelskreis unterbricht. Die Eskalation der Symptomsignale bringt nur eine Zunahme des Leidens für den Betroffenen, aber erreicht keine Empfänger. Nicht umsonst ist Einsamkeit ein größeres Gesundheitsrisiko als Alkohol, Rauchen oder Übergewicht.[6] Und fragt man Ärzte, was sie manchmal an ihrer Arbeit deprimiert, dann sind es oft Menschen, die vor allem aus Einsamkeit krank werden. In der Einsamkeit kann niemand auf die Symptomsignale adäquate Antwort geben. Aber nach welcher Antwort verlangen die Symptomsignale überhaupt?

ZWEITER TEIL

BEHANDLUNGS-
BEDÜRFNISSE

HUSTEN, WIR HABEN
EIN PROBLEM!

DIE GRUNDSCHÜLERIN HEBT den Arm und folgt mit dem Blick der Lehrerin. Es ist kein müde gehobener Unterarm mit auf den Tisch gestütztem Ellbogen, zu dem sich ein unmotivierter Abiturient noch aufraffen mag, es ist ein eifrig gereckter Arm, der etwas erreichen will. Irgendwann wird er trotzdem schwer, und die andere Hand wird zu Hilfe genommen, um ihn zu stützen. Dann zeigt die Lehrerin auf die Schülerin, der Arm wird eingezogen, und die Schülerin spricht.

Einige Jahre später, die Schülerin ist nun Studentin, sitzt sie in einer Kneipe mit ihren neuen Kommilitonen, vor sich ein leeres Bierglas. Sie schaut sich um nach dem Kellner, winkt ihm verhalten, doch er reagiert nicht, sie streckt den Arm nun höher, doch der Kellner bemerkt es nicht. Irgendwann schaut der Kellner doch, die Studentin winkt mit ihrem leeren Glas, der Kellner nickt, die Studentin widmet sich wieder ihren Kommilitonen.

Diese Handzeichen sind Signale, kommunikative Gesten mit einem Ziel. Wenn Symptome nicht bloß zufällige Anzeichen einer Verteidigungsreaktion des Körpers sind, sondern eben solche Signale, die für Kommunikation geformt wurden und ein Ziel haben, dann sollten sie in ähnlicher Weise reguliert sein wie die soeben dargestellten Handzeichen.[1]

Die Schülerin hebt die Hand, um an die Reihe zu kommen, um etwas zu sagen. Erteilt ihr die Lehrerin das Recht zu reden, senkt sie die Hand wieder. Sie sendet ihr Signal, bis der Zweck des Signals erfüllt ist. Ähnlich die Studentin: Sie winkt dem Kellner, jedoch nicht so lange, bis das neue Bier tatsächlich vor ihr steht, sondern nur, bis sie ihm ihren Wunsch mitgeteilt, bis er ihren Wunsch bemerkt hat. Sie sendet ihr Signal, bis der Empfänger es erhalten hat, bis er ihr Bedürfnis anerkennt. Genauso sollte es doch auch mit den Symptomen sein.

Wenn Schmerzen dazu dienen, die Aufmerksamkeit möglicher Helfer zu gewinnen, dann sollten sie zurückgehen, sobald die möglichen Helfer Aufmerksamkeit zollen, oder sie werden noch schlimmer, bis die Umstehenden endlich anerkennen, dass dem Leidenden Hilfe geleistet werden muss. Kommt die Hilfe dann tatsächlich, etwa indem seine Wunde genäht oder der gebrochene Knochen geschient wird, sollten die Schmerzen zurückgehen, weil ihr kommunikativer Zweck erfüllt ist. Ganz verschwinden sollten die Schmerzen jedoch nicht, da sie ja neben der Kommunikation noch andere Zwecke zu erfüllen haben. Ebenso verhält es sich mit den Symptomen einer Erkältung: Sobald sie die entscheidenden Leute überzeugt haben, dass dem armen Kranken eine Pause zu gönnen, dass ihm die Last seiner Aufgaben von den Schultern zu nehmen ist und dass man sich nun um ihn kümmern muss, sollten die Symptome zurückgehen. Wenn der Kranke seine Pause dann tatsächlich erhält und ihm auch noch medizinische Behandlung und Pflege zuteilwerden, sollten die Symptome weiter zurückgehen. Sie sollten jedoch nicht ganz verschwinden, denn es sind ja immer noch Verteidigungsreaktionen des Körpers, die der Bekämpfung der Infektion dienen. Und so sollte es schließlich auch bei Depressionen sein: Sobald das Leiden von anderen anerkannt wird und sie sich dem Erkrankten fürsorglich widmen, ihm Antidepressiva verschrieben werden und ein Therapeut sich Zeit für ihn nimmt, sollten die depressiven Symptome zurückgehen, aber in den meisten Fällen nicht vollständig verschwinden, weil sie womöglich noch andere Funktionen neben der reinen Kommunikation von Hilfsbedürftigkeit erfüllen.

Wenn ein Arzt also eine wirksame Medizin verabreicht, sollte sie auf zweierlei Wegen für Besserung sorgen. Einerseits, indem sie tatsächlich dem Körper dabei hilft, die Ursache der Erkrankung zu bekämpfen, Bakterien oder Viren etwa, und andererseits, da die Gabe der Medizin die Hilfeleistung ist, nach der die Symptome riefen. Der Psychotherapeut hilft dem Patienten nicht nur, die Probleme im Leben und Denken zu lösen, die die Depression verursachen, die Psychotherapie ist gleichzeitig auch die Hilfeleistung, von deren Notwendigkeit die Symptome der Depression zeugen sollten. Und dann wirkt auch das Schmerzmittel, das der Migränepatient in der Apotheke erhält, tatsächlich auf das Schmerzsystem und mindert so die Schmerzen, allerdings erfüllt es gleichzeitig die Funktion der Schmerzsymptome, nämlich Hilfe durch andere zu motivieren. Neben dem spezifischen Effekt einer Behandlung, auf den die heutige Medizin abzielt, gibt es also eine weitere Wirkung, die auf der Interaktion, dem Akt der Behandlung, auf dessen Bedeutung, auf Kommunikation beruht. Man könnte dies »die andere Hälfte der Heilung« nennen. Und wie sehr wir Menschen auf diese andere Hälfte der Heilung angewiesen sind, wird offenbar, wenn wir in der Menschheitsgeschichte zurückschauen, bis in die Umwelt, in der wir die meiste Zeit unserer Evolutionsgeschichte verbracht haben und an die wir deshalb wohl am besten angepasst sind.

Aus der evolutionären Perspektive birgt das Wissen über frühere Umwelten Erkenntnis über die Beschaffenheit der menschlichen Natur heute. So kann die heutige Medizin, so fortschrittlich wie sie ist, zwar die effektivsten Heilverfahren anbieten, die wir je hatten, aber dennoch Bedürfnisse des Kranken unbefriedigt lassen, die fest in unserer menschlichen Natur verankert sind, weil sie in Tausenden Jahren Menschheitsgeschichte von Vorteil waren. Dies ist das Bedürfnis nach Sinn, Bedeutung und Erklärung, nach Anerkennung und Zuwendung. Ein perfektes Gesundheitssystem müsste sich also einerseits an Fortschritt und Zukunft orientieren, um immer die besten Diagnose- und Behandlungsmethoden zur Hand zu haben und körperliche wie psychische Probleme zu erkennen und zu beseitigen. Andererseits muss es sich an der evolutionären Vergangenheit des Menschen orientieren, die immer noch sein gegenwärtiges Wesen bestimmt und die den kranken Menschen verlangen lässt nach Sinn, Bedeutung und Erklärung, nach Anerkennung und Zuwendung.

Verletzung und Krankheit hat es schon immer gegeben, und zwar natürlich nicht nur beim Menschen, sondern ebenso bei anderen Spezies. Was aber den Menschen von anderen Spezies unterscheidet, ist, dass im Laufe seiner Evolution zwar keine komplett neue Antwort auf diese Lebensrisiken entstanden ist, aber eine Antwort, die in ihrer Ausführlichkeit etwas vollkommen Neues ist. Andere Tiere bekommen auch Fieber und reagieren mit adaptiven Immunreaktionen auf Erreger, wie Menschen. Aber sie helfen einander nicht systematisch, wie Menschen es tun, sondern nur vereinzelt. Der Verhaltensforscher Benjamin Hart, der sich vor allem mit tierischem Verhalten bei Krankheit befasst, stellte einige Einzelbeobachtungen zusammen.[2] Eine Gruppe Schimpansenweibchen verlangsamte da ihren Gang, damit ein krankes Weibchen Schritt halten konnte, und sie kümmerten sich auch um ihre Jungen, wenn sie eine Pause brauchte. Eine verletzte Löwin wurde von anderen Mitgliedern des Rudels mit Nahrung versorgt. Ein Fuchsmännchen versorgte seine kranke Partnerin und ein Fuchsweibchen ihren kranken Bruder. Bemerkenswert ist auch das Verhalten einer Gruppe Zwergmangusten, kleine Säugetiere mit großem Schwanz, die in Südostafrika leben und sich von Insekten ernähren. Als ein Gruppenmitglied von einer Schlange gebissen wurde, näherten sie sich ihm sogleich und brachten ihn in ihr Nachtquartier, einen Termitenbau, wo sie den Rest des Tages und die Nacht verbrachten, ihm das Fell pflegten und ihn mit Nahrung versorgten.

So eindrucksvoll diese Beispiele auch sind, sind sie doch nicht die Regel. Beim Menschen ist die gegenseitige Hilfe weit häufiger und umfassender. Sie veränderte die Struktur der Lebensrisiken derartig, dass neue evolutionäre Anpassungen stattfanden. Die evolutionäre Entstehung unserer langen Lebensspanne wäre wohl nicht denkbar ohne die verlässliche Hilfe der Gruppe im Krankheitsfall.[3] Aber wie funktioniert diese menschliche Hilfeleistung?

BETTRUHE ZUR STEINZEIT

WIE BEREITS ERLÄUTERT, kann man sich die Gruppe als Risikopuffer vorstellen, der die Unglücksfälle auffing, die für einen einzelnen, isolierten Menschen den Tod bedeutet hätten.[1] Ein Beinbruch war dann nicht tragisch, denn genug andere Gruppenmitglieder waren noch in der Lage, zu sammeln und zu jagen, und verfügten so über Nahrung, die sie mit dem verletzten Gruppenmitglied teilen konnten. Aber warum sollten sie das tun? Na, weil sie dem gleichen Risiko ausgesetzt waren, einen Beinbruch zu erleiden. Und das Risiko war hoch, wie sich bei zeitgenössischen Jäger-und-Sammler-Gruppen zeigt.[2] Langzeitbeobachtungen der Aché in Paraguay und der Efé im Kongo zeigen, dass die Männer an einem Fünftel der Tage durch Krankheit oder Verletzung im Jagen eingeschränkt waren, also im Durchschnitt über zwei Monate im Jahr. Nur etwa halb so lange, aber damit doch signifikante Ausfallzeiten wurden bei den Amahuaca in Peru, den Shiwiar in Ecuador und den Tsimané in Bolivien gemessen, die im Jahresdurchschnitt fast einen Monat ausfielen. Und dabei handelt es sich wohlgemerkt nur um die Zeiten, in denen Krankheit oder Verletzung so gravierend waren, dass sie am Sammeln und Jagen hinderten. Außerdem kann man davon ausgehen, dass, im Vergleich zu westlichen Standards, die gesundheitlichen Beeinträchtigungen massiver sein müssen, um zum Arbeitsausfall zu führen. Angesichts dieser Zahlen wundert es nicht, dass die Jäger der Aché die Angst vor Krankheit und Verletzung als wichtigen Grund nennen, warum sie ihre Beute mit den Bedürftigen in der Gruppe teilen. Es kann und es konnte jeden treffen, und da war und ist es sinnvoll, großzügig zu sein, wenn es einem gut geht, damit man ebenfalls Großzügigkeit erwarten darf, wenn man selbst einmal krank wird. Man kann sich das Ganze als Frühform der Krankenversicherung vorstellen, in die man in gesunden Zeiten einzahlt, um in Zeiten der Krankheit versorgt zu werden. Tatsächlich wird in Jäger-und-Sammler-Gruppen jenen Kranken mehr Versorgung und Pflege zuteil, die in gesunden Zeiten mehr Nahrung verteilt haben. Vermittelt wird dieser Zusammenhang natürlich nicht von einer Beitragsbuchführung der Jäger-und-Sammler-Innung, sondern von Ruf und Beliebtheit des Kranken. Großzügige Gesunde steigen im Ansehen, wovon sie in vielerlei Hinsicht profitieren, und eben auch, wenn sie krank werden. Aber von Reputation und Reziprozität ganz abgesehen, erhält man durch großzügige Hilfeleistung jene soziale Norm aufrecht, auf die man angewiesen sein wird, wenn man selbst von Verletzung und Krankheit betroffen ist.

Wird einem hingegen im Krankheitsfall diese Zuwendung nicht zuteil, wie wir es ja manchmal erleben müssen, ist dies auf zwei Ebenen eine schlechte Nachricht. Einerseits fehlt uns die Fürsorge, die man bei Krankheit braucht. Andererseits kann dieses Alleingelassensein für eine große Einsamkeit stehen. Krankheit und Verletzung stellen die Beziehungen mit anderen auf die Probe. Bekommen wir in diesen Notfällen die

Hilfe nicht, verlieren wir das Vertrauen in unsere Beziehungen und sind noch auf ganz anderer Ebene getroffen.

Die heutigen Jäger-und-Sammler-Gesellschaften werden als verlässliche Quelle betrachtet, um mehr über die Jäger-und-Sammler-Existenz zu erfahren, die der Mensch während seiner langen Geschichte führte. Ideal wäre es natürlich, direkt in die menschliche Vergangenheit zu schauen, etwa mit archäologischen Methoden. Das aber ist schwierig, denn ein großes Spektrum an Verletzungen und Krankheiten hinterlässt an den Knochen keine Spuren und kann daher nicht nachgewiesen werden. Für den Großteil steinzeitlicher Verletzungen ist die Archäologie also blind. Aber selbst mit dieser großen Einschränkung findet man reichlich Verletzungen und Krankheitsspuren. Um nun aber Indizien zu finden, dass Hilfe bei Krankheit stattgefunden hat, reicht nicht der Nachweis von Verletzungen, nicht mal der Nachweis von verheilten Verletzungen. Es müssen Verletzungen nachgewiesen werden, die wieder verheilt sind, obwohl sie den Verletzten so stark eingeschränkt haben, dass er ohne Hilfe nicht überlebt hätte. Die Ansprüche sind also hoch, trotzdem gibt es viele Funde, die sie erfüllen.[3] Betrachten wir den Fall eines männlichen Neandertalers, der in einer steinzeitlichen Begräbnisstätte bei La Ferrassie in der Dordogne gefunden wurde.

Die Überreste des Mannes weisen darauf hin, dass er vor 60 000 bis 70 000 Jahren im Alter von 40 bis 55 Jahren gestorben ist. Das Skelett weist die übliche Abnutzung eines körperlich intensiven Lebens auf, aber auch eine komplett verheilte Abrissfraktur am rechten Oberschenkelknochen, genauer eine Fraktur des Trochanter major, also des oberen Endes des Oberschenkelknochens, das nach außen steht und an dem die

Gesäßmuskulatur ansetzt. Vermutlich hat zu starker Zug einer Sehne ein Knochenstück abgerissen, was am ehesten passieren kann, wenn der Körper noch in einer Entwicklungsphase steckt, also etwa bis zum Alter von 17. Diese Verletzung ist für Wochen schmerzhaft und schränkt die Bewegungsfähigkeit stark ein. Der Neandertaler-Mann war also für eine Dauer von mindestens vier Wochen nicht fähig, selbst für sich zu sorgen. In dieser Zeit konnte er nicht an der Jagd und sonstigen Aktivitäten teilnehmen, er war darauf angewiesen, versorgt zu werden, selbst bei der Fortbewegung brauchte er Unterstützung. Da die Heilung erfolgte und er anschließend wohl noch viele Jahre lebte, muss diese Krankenversorgung über mindestens vier Wochen dereinst stattgefunden haben.

Andere Funde zeigen verschiedenste Erkrankungen, die ohne die Unterstützung der Gruppe zum baldigen Tode geführt hätten. Oft sind das Erkrankungen der Zähne oder des Kauapparates, die es erforderlich machten, dass andere das Kauen übernahmen. Rückbildungen der Knochen weisen auf langanhaltende Lähmungen hin, die Unterstützung anderer verlangten. Schädeltraumata, die wohl von Kämpfen herrühren, konnten verheilen, auch wenn der Verletzte längere Zeit stark eingeschränkt sein musste.

Wir haben die menschliche Umwelt während der meisten Zeit der Gattungsgeschichte nun sehr rosig gezeichnet. Zwar gab es keine moderne Medizin, aber die Gruppe hielt zusammen, bot den Kranken reichlich Zuwendung und trieb großen Aufwand, um ihnen zu helfen. Diesen Gemeinschaftsgeist neu zu erwecken, das könnte die moderne Medizin verbessern. Gemeinschaftsgeist hat aber auch seine Schattenseiten. Und unsere auf Gruppenleben abgerichteten Gehirne werfen auch einen Schatten auf die moderne Medizin. Neben denen, die Teil der Gemeinschaft sind, gibt es jene, die außerhalb stehen oder Teil einer anderen Gemeinschaft sind. Und der Zusammenhalt nach innen hängt mit der Abneigung nach außen zusammen.

Am besten kann man dies illustrieren an der Wirkung, die Oxytocin auf Rattenmütter hat. Oxytocin hat vielfältige Wirkungen, die noch lange nicht vollständig entschlüsselt sind, im Moment gilt es jedenfalls als der Bindungsbotenstoff, das Kuschelhormon, als jenes, das Liebende beieinanderhält. Und tatsächlich wird die Rattenmutter fürsorglicher gegenüber ihren Kindern, wenn man ihr Oxytocin verabreicht. Sie wird aber auch aggressiver gegenüber Eindringlingen in ihrem Versuchskäfig. Und so geht auch beim Menschen die Großzügigkeit gegenüber Gruppenmitgliedern meist mit Abneigung gegenüber Außenseitern oder anderen Gruppen einher. Nur sind beim cleveren Menschen die Gruppengrenzen je nach Umwelt und Gedanken variabel. Beim Fußballspiel Bayern gegen Dortmund fühlen sich die Bayernfans einer Gruppe zugehörig und die Dortmundfans einer anderen; den eigenen hilft man, die anderen beschimpft man. Spielt dann aber Deutschland gegen Italien, sitzen Bayernfans und Dortmundfans beisammen und sind gemeinsam Deutschlandfans – in Abgrenzung zu den Italienern. In der Toilettenschlange der Halbzeitpause fühlt man sich dann wieder anderen Gruppen zugehörig, nämlich den Frauen und den Männern, ganz egal, ob diese Bayern, Dortmunder oder Italiener sind. Diese Gruppengrenzen bestimmen unser Verhalten, sie beeinflussen, wem wir uns nah fühlen und wem eher fern, und auch wenn die medizinische Welt noch so nüchtern ist, schlagen die schlechten Seiten unserer Menschlichkeit, diese unterbewussten Mechanismen der Diskriminierung, immer wieder durch.[4]

Gerade in den USA ist das ein Problem, das Forschungsinteresse auf sich zieht, aber sicher existiert es auch in Europa, wo es allerdings noch nicht so intensiv erforscht ist. Die Zuwendung zu einem Leidenden beginnt mit Empathie. Wir versetzen uns in den anderen, teilen ein Stück weit seine Gefühle, empfinden Mitleid. Und so sind die Voraussetzungen geschaffen für persönliche Zuwendung. Ob wir aber diese Empathie tatsächlich empfinden, hängt von schrecklich trivialen Dingen ab, zum Beispiel, ob der andere ein Shirt der Uni trägt, auf die man selbst geht. Denn dann fühlen wir uns ähnlich, empfinden wir eher zwischenmenschliche Nähe, die die Möglichkeit schafft für Mitgefühl.[5] Nun kann man T-Shirts radikal wechseln, die Hautfarbe aber kaum, und auch sie bestimmt das Empfinden von Ähnlichkeit und Nähe. Die meist weiße Ärzteschaft der USA empfindet womöglich größere Nähe zu den weißen Patienten als zu den schwarzen und bringt für die weißen deshalb mehr Empathie auf. Wissenschaftliche Studien zeigen jedenfalls, dass weiße Ärzte die Schmerzen von weißen Patienten als stärker einschätzen als die von schwarzen. Und das schlägt sich in der Behandlung nieder. Die Schwarzen bekommen weniger Schmerzmittel trotz der gleichen Diagnosen.

Die Kleingruppen der Steinzeit formten uns also nicht nur zu selbstlosen Helfern, sondern legten in unserem Unterbewusstsein auch die Grundlagen für heutige Diskriminierung in der Medizin. Dies soll aber nicht heißen, dass diskriminierendes Verhalten genetisch festgezurrt ist und somit unabänderbar. Die Tendenz werden wir bestimmt nicht los, aber wenn wir uns dessen bewusst sind, können wir mit Vernunft gegensteuern. Schließlich sind die Gruppengrenzen ja variabel. Ähnlich wie Bayernfans und Dortmundfans geeint die deutsche Nationalmannschaft anfeuern, können Arzt und Patient ihre Gruppengrenzen auflösen, wenn sie sich als kleine Gemeinschaft im Kampf gegen die Krankheit betrachten.

Ein weiteres Problem prosozialer Gruppen sind sogenannte Trittbrettfahrer. Wo Großzügigkeit zu finden ist, gibt es auch welche, die sie ausnutzen könnten, die sich also Zugang verschaffen, ohne die Bedingungen dafür zu erfüllen, oder Hilfe in Anspruch nehmen, ohne jemals Gegenleistungen zu erbringen. Nehmen die Trittbrettfahrer überhand, bricht das System aus Kooperation und Großzügigkeit zusammen, weshalb Menschen besonders gut darin sein müssen, diese Trittbrettfahrer zu entdecken.[6] Ja, zu einer großen Prosozialität gehört immer auch ein großes Misstrauen, und das kann zum Problem werden, gerade in der heutigen Zeit, in der Krankheit und Hilfeleistung nicht mehr in der Kleingruppe ausgehandelt werden, sondern zwischen eher Fremden, wie Arzt und Patient es meist sind.

Im Allgemeinen kann man echte Schmerzen kaum von vorgespielten unterscheiden, unterdrückte Schmerzen nicht von der Abwesenheit von Schmerzen.[7] Auch Schauspieler, die in Arztpraxen geschickt werden, bekommen recht problemlos die Krankheit diagnostiziert, die vorzuspielen sie Anweisung hatten.[8] Somit sind Ärzte mitunter skeptisch, und das kann zu einem Problem führen. Denn viele Patienten, die ihren Allgemeinmediziner aufsuchen, klagen über tatsächlich empfundenes Unwohlsein verschiedener Art, für das sich keine organische Ursache finden lässt. Sie könnten ihr Leiden genauso gut nur vorgespielt haben. Und in diesem Moment könnte sich beim Arzt die evolutionär geformte Skepsis melden. Er könnte glauben, dass der Patient bloß behauptet, an Bauchschmerzen, Unwohlsein oder Verdauungsproblemen zu leiden. Er könnte ihn für einen Wichtigtuer halten und versuchen, ihn abzuwimmeln. Der Patient aber leidet sehr wohl unter den genannten Symptomen, und nun werden sie sogar noch schlimmer, weil er so eine harsche Ablehnung erfahren hat. Leiden hat oft keine materiellen Beweise, und wenn ein Arzt es beurteilt, werden immer ein paar Betrüger durchkommen und, weit schlimmer, ein paar Patienten nicht ernst genommen werden.

Was war aber zu erwarten von einer Krankenversorgung, die nicht röntgte, anästhesierte und desinfizierte, weil die Mittel dazu fehlten? Nun, einerseits Versorgung und Entlastung, andererseits Pflege und Behandlung. Und dies alles in einem Maße, das einen Unterschied machte.

Die Anerkennung als Kranke oder Kranker erlaubt das Fernbleiben von Pflichten, wie der Nahrungssuche oder der Kinderpflege. Der kranke Körper kann dann die Prioritäten dementsprechend setzen. Es muss keine Energie bereitgestellt werden, um einer Gazelle nachzulaufen, es muss keine Aufmerksamkeit aufrechterhalten werden, um die Kinder im Auge zu behalten. Alle Ressourcen und alle Energie konnten in die Verteidigung des Körpers gesteckt werden, also in das Zusammenwachsen eines gebrochenen Knochens, die Verheilung einer Wunde, die Bekämpfung einer Infektion. Ohne die Unterstützung der Gruppe hätte sich das Individuum keine Bettruhe gönnen können.

Aber dem Körper des Kranken wurde nicht bloß freie Bahn für die Selbstheilung geschaffen, es kam auch Hilfe von außen hinzu, die auf Erfahrung beruhte oder auch auf bloßer Intuition. Es erscheint völlig intuitiv, einen zitternden, frierenden Körper zu wärmen, und indem man es tut, leistet man einen Beitrag zu dem, was der Körper damit bezweckt, nämlich die Körpertemperatur zu erhöhen. Und indem man intuitiv den überhitzten, schmerzenden Kopf eines Fiebernden kühlt, trägt man dazu bei, das Gehirn vor Überhitzungsschäden zu schützen, die ein hohes Fieber verursachen kann. Ekel vor Exkrementen motiviert dazu, einem geschwächten Durchfallerkrankten die Ausscheidung abseits seiner Liegestätte zu ermöglichen oder ihn von eigenen Exkrementen zu reinigen, womit man ihn davor bewahrt, sich immer wieder mit den Keimen zu infizieren, die sein Körper so dringend loswerden will. Überhaupt wird man den Kranken reinigen, wenn sein Zustand Ekel erregt, und mindert so die Wahrscheinlichkeit einer Infektion mit anderen Keimen, die im geschwächten Körper nun leichteres Spiel hätten.

Innerhalb dieser intuitiven Handlungen gibt es einen fließenden Übergang von Pflege zu Behandlung. Man wird einen Splitter, einen Stachel, jeglichen Fremdkörper von dort entfernen, wo er nicht hingehört. Und ebenso entfernt man auch den Zahn, von dem übergroße Schmerzen ausgehen. Sogar frühe Formen von Medikamenten sind anscheinend im Einsatz gewesen, denn beim Versuch und Irrtum auf der Suche nach pflanzlicher Nahrung in der wilden Welt werden auch andere Wirkungen aufgefallen sein und das Wissen darüber weitergereicht.[9] So wurden im Grab eines Neandertalers im Nordirak verschiedene Blumen gefunden, die möglicherweise aufgrund ihrer medizinischen Wirkungen ausgewählt worden waren.[10] Im Zahnstein eines Neandertalers, dessen Überreste in Nordspanien gefunden wurden, konnten Stoffe nachgewiesen werden, die auf den Konsum von Schafgarbe und Kamille hinweisen, zweier Pflanzen also, die keinen Nährwert haben, wohl aber medizinisch wirksam sind.[11] Australische Aborigines verwenden roten Ocker zur Wundversorgung, was darauf hinweist, dass Menschen in der Steinzeit Ocker nicht nur für Höhlenmalerei verwendeten, sondern auch zu Heilzwecken.[12]

Alle Zuwendung, Pflege und Behandlung kam damals von Menschen, mit denen der Kranke in Beziehung stand. Für Jäger-und-Sammler-Gruppen liegt es in der Natur ihrer Lebensform, dass außer den Gruppenmitgliedern, die einander selbstverständlich kennen, niemand da ist. Auch gab es keine Apparate, etwa zum Röntgen, zur Dialyse oder Narkose, und keine unpersönlichen sozialen Institutionen wie Krankenkassen. Die Pflege mündete auch nicht in Eintragungen in Computern oder Formularen. Behandlung bestand für die meiste Zeit der menschlichen Evolution aus zwischenmenschlicher Zuwendung. Über Jahrtausende wurde die Krankenrolle daher so geformt, dass sie ein Verlangen nach genau dieser hervorruft.

Die zweite Gemeinsamkeit der verschiedenen Aspekte der Behandlung ist schon anspruchsvoller, denn immer ist die Behandlung eingebettet in eine medizinische Kultur, die allerdings höchst variabel ist. Genauso wie alle Menschen die Sprache gemeinsam haben, aber trotzdem keine gemeinsame Sprache sprechen, so finden sich in allen Kulturen medizinische Praktiken, die aber von Kultur zu Kultur völlig verschieden sind. Zumindest eine Sache haben diese unterschiedlichen Behandlungsweisen aber doch gemeinsam. Sie ergeben allesamt einen Sinn – wenn auch meist nur in der Logik der jeweiligen Kultur. So haben vormoderne Kulturen zwar keine klinischen Wirksamkeitsstudien, aber sie machen sehr wohl Erfahrungen, welche Wirkungen etwa gewisse Kräuter auf den Menschen haben. Diese Erfahrungen wurden über Generationen gesammelt und weitergereicht. In einer anderen Kultur wurden diese Erfahrungen möglicherweise nicht gemacht, weshalb bestimmten Heilmethoden, etwa der Gabe bestimmter Heilpflanzen, keine Bedeutung beigemessen wurde. Zu den spezifischen Erfahrungen, die den Wissensschatz einer gewissen Gruppe bilden, kommen komplexere Glaubenssysteme, etwa darüber, was eine Krankheit überhaupt ist. Es erscheint wenig sinnvoll, Dämonen auszutreiben, an die ein Kranker gar nicht glaubt. Dann wiederum gibt es Behandlungen, die womöglich über verschiedene Kulturen hinweg einen Sinn ergeben, weil sie einer recht universellen Intuition entsprechen. So kennt man die normale Form eines gesunden Unterarms. Und so mag es den Helfern des Kranken sinnvoll erscheinen, einen Knochen zu richten, der sich beim Bruch verschoben hat, ebenso wie es dem Verunglückten sinnvoll erscheinen mag.

Auf dieser Sinnebene gibt es also Beurteilungen, die jeder für sich finden kann und die deshalb vermutlich über verschiedene Kulturen hinweg existieren: Mir tut der Zahn weh, er soll weg, zieht ihn raus! Und dann gibt es Beurteilungen, die auf dem Glauben und dem Wissen einer gewissen Gruppe basieren. Einer Pflanze wird in einer Gruppe Heilwirkung zugeschrieben, weil sie Erfahrungen gemacht hat, die einer anderen Gruppe fehlen. Einer Gemeinschaft erscheint die Behandlungsweise eines bestimmten Schamanen plausibel, weil sie in ein gewisses Glaubenssystem passt, das aber eine andere Gruppe nicht teilt. Und natürlich ist die Intuition nicht klar von der Kultur zu trennen. Kultur formt Intuition, doch Kultur, die gegen Intuition verstößt, hat es schwer, überhaupt zu entstehen.

Das Verlangen von Kranken nach adäquater Behandlung hat also zwei Aspekte: einerseits den nach Zuwendung durch andere Menschen, am besten solchen, zu denen schon eine Beziehung besteht. Andererseits den nach einer sinnvollen Behandlung, wie es die Intuition oder das Wissen, das man im Laufe seines Lebens innerhalb einer gewissen Kultur erlernt hat, nahelegen würde. Auf diese Bedürfnisse sind wir von der Evolution für den Krankheitsfall geeicht. Signalsymptome zielen darauf ab, diese Zuwendung und Behandlung hervorzurufen. Sie gehen zurück, wenn beide, sinnvolle Behandlung und Zuneigung, geschehen. Eine Heilung, die nur das zugrundeliegende Problem effektiv löst, kann daher für menschliche Bedürfnisse unzureichend sein. Die Fixierung auf die konkrete medizinische Intervention, zum Beispiel die Gabe des Medikaments, verdrängt die adäquate Antwort auf die menschlichen Krankheitsbedürfnisse, nämlich die Anerkennung und Deutung des Leidens, mitsamt der Erklärung, wie die Intervention helfen kann. Die Therapie auf das Medikament zu reduzieren ist, als ob man das mehrgängige Abendessen mit guten Freunden absagt und sich stattdessen in einem neutralen Raum einen Proteindrink anrührt.

Dennoch heißt das nicht, dass Zuwendung eine Art Wunderheilung bewirkt. Auch wenn dem Patienten alles geboten wird, was seine evolutionär geformte Natur ihn verlangen lässt, heilt das gebrochene Bein nicht sofort, wird der Virus nicht schneller bekämpft. Die Schmerzen und Krankheitssymptome sollten jedoch schneller zurückgehen. Menschliche Zuwendung und sinnhaltige Behandlung bewirken eine Linderung der Symptome – genau dies zeigt auch die Forschung, wie wir gleich genauer sehen werden.

LIEBESPERLEN UND ZUCKERPILLEN

AKUPUNKTUR FUNKTIONIERT NICHT, aber sie ist wirksam.[1] Die Orte am Körper, an die die Nadeln nach der Akupunkturlehre zu stechen sind, haben keine Bedeutung: Man kann sie auch woandershin stechen, das Heilungsergebnis wird dasselbe sein. Vorausgesetzt, der Patient bemerkt es nicht. Sogar die Nadelstiche an sich sind egal. Speziell, um das zu überprüfen, wurde ein Patiententäuschungsinstrument entwickelt, eine Akupunkturnadel, vergleichbar mit einem Theatermesser. Der Akupunkteur sticht scheinbar zu, aber die Spitze geht nicht unter die Haut, die Nadel verschwindet stattdessen im kleinen Griff des Instruments, der dann mittels Klebstoff auf der Haut bleibt. Für den Patienten sieht es aus, als stecke dort eine Nadel, dabei ist nur der Griff einer Nadel auf seine Haut geklebt.

Die Ergebnisse der Experimente sind verblüffend: Für die schmerzstillende Wirkung der Akupunktur macht es keinen Unterschied, ob man die korrekten Akupunkturpunkte benutzt oder die Nadeln woandershin steckt, und es macht auch keinen Unterschied, ob die Nadel tatsächlich in die Haut sticht oder im Griff verschwindet. Auch wenn alles, was die Akupunktur ausmacht, austauschbar ist, wirkt sie. Es muss also die andere Hälfte der Heilung sein, die hier Linderung bringt. Und da fällt auf, dass die Akupunktur vieles bietet, was der modernen Medizin fehlt.[2]

Zunächst gibt sie auf Probleme Antworten, die die Schulmedizin nicht bietet. Ein Leiden erhält dadurch Anerkennung, dass es eine Behandlung dagegen gibt: »Das Einzige, was gegen meine Migräne hilft, ist Akupunktur.« Was medizinisch behandelt werden kann, ist auch medizinisch anerkannt. Und dann bietet die Akupunktur zärtliche Berührung durch einen anderen Menschen. Jemand hört sich geduldig die Probleme des Leidenden an und nimmt sich über die Dauer mehrerer Sitzungen Zeit für ihn. Die Akupunktur befriedigt also hervorragend ein Bedürfnis, das die Evolution im Menschen für den Fall der Krankheit angelegt hat. Über Tausende Jahre hinweg war persönliche Zuwendung das Beste, was man zur Genesung bekommen konnte. Deshalb wurden die Signalsymptome so justiert, dass sie senden, bis sich jemand uns zuwendet. Im heutigen Medizinsystem kommt das zu kurz. Das wissenschaftlich-materialistische Weltbild, das der Medizin so segensreiche Fortschritte erlaubt hat und auch weiterhin erlaubt, bringt ein Effizienzdenken mit sich, das für vernachlässigbar hält, was im Sinne dieses Weltbildes keinen Nutzen bringt. Die menschliche Zuwendung des Arztes, das ausführliche Gespräch, seine Deutung und Erklärung des Leidens sind dann nur der Hindernisparcours, der vor der eigentlichen Behandlung liegt. Das ist auch völlig logisch innerhalb dieses Denksystems, hat aber zur Folge, dass die stammesgeschichtlich geformten Bedürfnisse des kranken

Menschen nach Anerkennung und Zuwendung in der Schulmedizin oft nicht erfüllt werden. Anders bei der Akupunktur, ihr fehlt zwar die spezifische medizinische Effektivität der Schulmedizin, dafür befriedigt sie das im Menschen angelegte Bedürfnis nach Anerkennung und Zuwendung, sie gibt den Signalsymptomen angemessene Antwort, und die Symptome gehen deshalb zurück. Egal, wo die Nadeln stecken und ob sie überhaupt stecken.

Natürlich beschäftigt sich die medizinische Forschung üblicherweise nicht damit, wie Medikamente oder Behandlungen als Botschaften wirken, sondern damit, wie effektiv sie Krankheitsursachen bekämpfen: Antibiotika wirken gegen Bakterien, Schmerzmittel beeinflussen das Schmerzsystem, und bestimmte psychotherapeutische Techniken haben Einfluss auf das psychische Leiden. Aber obwohl die Forschung nur die eine Hälfte der Heilung im Blick hat, liefert sie Erkenntnisse über die andere. Zum Beispiel durch die placebokontrollierte Doppelblindstudie: Zunächst einmal braucht man dafür eine gewisse Menge Probanden, denn sind es zu wenige, könnte das Ergebnis, wie auch immer es ausfällt, reiner Zufall sein. Je mehr Probanden beim Experiment dabei sind, desto verlässlicher ist das Ergebnis. Die Probanden müssen natürlich alle die Krankheit haben, gegen die das getestete Medikament wirken soll. Sie werden anschließend in zwei Gruppen eingeteilt. Die einen bekommen das tatsächliche Medikament, die anderen bekommen ein Placebo. Das Placebo sollte dabei genauso aussehen wie das Medikament, lediglich dessen Wirkstoff nicht enthalten. Wenn also das Medikament eine weiße Zuckerpille ist, die eine kleine Menge des Wirkstoffs enthält, dann sollte das Placebo eine weiße Zuckerpille der gleichen Form sein, jedoch ohne den Wirkstoff. Wenn der Wirkstoff mit Kochsalzlösung verdünnt injiziert wird, dann wird als Placebo eben Kochsalzlösung ohne Wirkstoff injiziert.

Und auch sonst sollte zwischen der Experimentalgruppe, also jener, die den Wirkstoff bekommt, und der Kontrollgruppe, also jener, die das Placebo bekommt, alles gleich sein. Sie sollten nicht in denselben, aber zumindest in gleichen Betten liegen, das gleiche Essen bekommen und so weiter. Die Probanden sollten per Zufall den Gruppen zugeteilt werden, da man so davon ausgehen kann, dass sie sich nicht systematisch voneinander unterscheiden, wie es der Fall wäre, wenn etwa alle Frauen das Medikament bekämen, alle Männer das Placebo.

Und dann gibt es noch einen weiteren entscheidenden Punkt der Gleichbehandlung: Beide Gruppen müssen die gleichen Informationen bekommen. Kriegen die einen gesagt, sie bekämen ein Placebo, und die anderen, sie bekämen Medizin, dann gäbe es einen Unterschied zwischen den Gruppen. Deswegen wird beiden Gruppen im Vorhinein gesagt, dass sie entweder ein Placebo oder einen Wirkstoff bekommen und sie erst ganz am Schluss erfahren, in welcher Gruppe sie waren. Es wird also vor den Teilnehmerinnen und Teilnehmern geheim gehalten, welcher Gruppe sie angehören. Und nicht nur ihnen gegenüber wird dies verschwiegen, sondern auch gegenüber den Versuchsleitern, die die Studie durchführen. Denn wüssten sie, wer ein Placebo und wer ein Medikament erhält, würden sie sich möglicherweise gegenüber dem einen Teilnehmer anders verhalten als gegenüber dem anderen. Deshalb nennt man das Ganze »doppelblind«: Die Teilnehmer wissen nicht, was sie bekommen, und die Versuchsleiter wissen nicht, was sie geben. Natürlich gibt es einen Studienleiter, der all dies weiß, sonst könnte man das Experiment gleich lassen, aber dieser ist nicht an der unmittelbaren Durchführung der Studie beteiligt.

Dieser ganze Aufwand wird betrieben, um zu erreichen, dass sich die beiden Gruppen nur durch einen einzigen Faktor unterscheiden, nämlich, ob sie den Wirkstoff bekommen oder nicht. Wenn es am Schluss der Studie der Experimentalgruppe besser geht als der Kontrollgruppe, dann muss es am Wirkstoff liegen, denn in nichts anderem unterscheiden sich die beiden Gruppen.

Schauen wir nun zurück auf die beiden Arten, auf die Behandlungen eine Besserung herbeiführen sollen, nämlich einerseits durch eine spezifische Wirkung und andererseits als Antwort auf die Symptomsignale. Beides findet sich fein säuberlich getrennt in den beiden Gruppen. Denn die eine Gruppe bekommt den Wirkstoff, die andere nur Zuwendung.

In vielen Studien zeigt sich, dass es am Ende der Studie nicht nur den Leuten besser geht, die ein Medikament bekommen haben, sondern auch denjenigen, denen nur ein Placebo verabreicht wurde. Das kann ein Indiz für unsere Theorie sein, dass Symptome Signale sind, die Hilfeleistung fordern, und zurückgehen, wenn man die Hilfe erhält – denn schließlich können sich die Probanden in beiden Gruppen nicht sicher sein, ob sie eine tatsächliche Behandlung bekommen oder nur ein Placebo.

Ja, das kann ein Indiz für unsere Theorie sein, muss es aber nicht, denn es kann auch andere Gründe geben. Vielleicht handelt es sich um eine Krankheit, die mit der Zeit schlichtweg besser wird, so wie wir es etwa von der Grippe kennen.

Vielleicht haben sich unsere Probanden gerade an einem Tag bei uns gemeldet, an dem es ihnen besonders schlimm ging, und nun ist ihr Leiden einfach wieder auf das unangenehme Normalmaß zurückgegangen, wie es auch ganz ohne Studienteilnahme passiert wäre. Wir können also nicht genau sagen, ob die Besserung in der Placebo-Gruppe etwas mit Symptomen als Signalen und Behandlungen als Botschaften zu tun hat. Dafür braucht es eine weitere Gruppe, nämlich eine, die genauso an der Studie teilnimmt wie die Medikamentengruppe und die Placebo-Gruppe, aber eben kein Medikament erhält und auch kein Placebo, sondern nichts, was wie eine medizinische Behandlung aussieht, nichts, was als adäquate Antwort auf die Symptomsignale begriffen werden kann. Hier zeigt er sich nun eindeutig im Unterschied zwischen der Gruppe ohne Behandlung und der Gruppe mit Placebo-Behandlung: der Effekt der anderen Hälfte der Heilung.

Slavenka Kam-Hansen und ihre Kollegen führten an der Harvard University ein Experiment mit 66 Migränepatienten durch.[3] Die Teilnehmer wurden gebeten, ihre nächsten Migräneattacken für die Forscher zu dokumentieren und nach gewissen Regeln medikamentös zu behandeln. Dazu gab man ihnen Umschläge mit, die jeweils Tabletten und einen Zettel mit Instruktionen enthielten. Bei den Tabletten handelte es sich entweder um das Migränemedikament Maxalt oder um ein wirkstofffreies Placebo, das von Maxalt äußerlich nicht zu unterscheiden war. Dazu erhielten die Probanden entweder die Information, dass es sich um das wirksame Medikament Maxalt handelt, oder aber, dass es bloß ein Placebo ist – unabhängig davon, was wirklich in der Tablette steckte. Die Teilnehmer wurden also vier verschiedenen Behandlungen ausgesetzt – auch wenn sie ihnen laut Informationszettel nur wie zwei verschiedene erscheinen sollten. Im ersten Fall bekamen sie Maxalt und wurden auch korrekt informiert, dass es sich um Maxalt handelt. Im zweiten Fall erhielten sie Maxalt, aber erhielten die Fehlinformation, dass es sich um ein Placebo handelt. Im dritten Fall erhielten sie ein Placebo, das ihnen auch als Placebo vorgestellt wurde. Im vierten Fall gab es auch ein Placebo, aber es wurde als Maxalt gelabelt. In einem fünften Fall wurden die Teilnehmer gebeten, die Migräneattacke unbehandelt über sich ergehen zu lassen. Die Teilnehmer bewerteten ihren Schmerz eine halbe Stunde nach Einsetzen, dann öffneten sie den Umschlag, lasen die Information, nahmen die Tabletten. Nach weiteren zwei Stunden bewerteten sie ihren Schmerz erneut. Unbehandelt hatte der Schmerz sich nach zwei Stunden im Durchschnitt um 15 Prozent verschlimmert. Behandelt mit einem Placebo, das den Probanden auch als Placebo präsentiert wurde, hatte sich der Schmerz hingegen um 15 Prozent gebessert. Das Placebo unter dem Label Maxalt brachte eine Besserung um 24 Prozent. Maxalt, als Placebo vorgestellt, eine Besserung um 36 Prozent. Der Unterschied dieser beiden Werte war jedoch nicht statistisch signifikant, das heißt, der Wirkstoff brachte eine ebenso starke Besserung wie die andere Hälfte der Heilung. Das beste Ergebnis erhält man natürlich, wenn beide Hälften der Heilung zusammenkommen: Maxalt unter wahrem Namen verbesserte die Symptome im Durchschnitt um etwa 50 Prozent.

Nicht nur der Wirkstoff hat also einen Effekt, sondern schon die Erwartung, einen Wirkstoff zu bekommen, und sogar die bloße Tabletteneinnahme, von der man nichts erwartet. Hier sehen wir, wie der Schmerz als Signal an den

Leidenden wirkt: Tu etwas gegen mich. Schon die bloße Einnahme einer wissentlich wirkstofffreien Tablette, dieses so oft geübte Ritual, kann die Motivationsfunktion des Schmerzes etwas befriedigen. Noch stärker wirkt der Glaube, tatsächlich wirksame Medizin genommen zu haben. Der Schmerz hat dann seine Signalfunktion erfüllt und kann zurückgehen. Ebenso stark wirkt Wirkstoff ohne Wissen. Hier wird nicht das Behandlungsbedürfnis des Patienten befriedigt, aber die Chemikalie besänftigt das Schmerzsystem. Am allerbesten wirkt schließlich das Medikament unter wahrem Namen, denn es wirkt nicht nur direkt auf das Schmerzsystem, sondern erfüllt auch die Motivationsfunktion des Schmerzes, etwas gegen ihn zu unternehmen.

Professionelle Zuwendung ist dabei ein Stück weit Voraussetzung zur Schaffung von Erwartung und Bedeutung. Auch wenn die Tabletten in diesem Experiment in Abwesenheit des Arztes eingenommen wurden, ging dem doch eine Interaktion mit den durchführenden Ärzten der Studie voraus, die mit ihrer Kompetenz und ihrem Einfühlungsvermögen den Grundstein dafür legten, dass die Probanden Erwartungen an ihre Behandlungen hatten. In einem anderen Experiment[4] zeigte sich, dass eine wirkstofffreie Salbe, die als Antihistaminikum vorgestellt wird, eine allergische Schwellung reduzieren kann, wenn der Behandler dem Patienten kompetent erscheint, und umso mehr, wenn er auch noch warmherzig zugewandt agiert. Wenn der Behandler hingegen Augenkontakt vermied, stattdessen in den Computer starrte, nicht lächelte, sich nicht vorstellte und den Probanden nicht nach seinem Namen fragte, zeigte die Placebo-Salbe keine Wirkung, trotz aller behaupteten Wirksamkeit.

BEISTAND UND BESSERUNG

WIE WICHTIG DIE zwischenmenschliche Zuwendung für den Placeboeffekt ist, zeigt ein klassisches Experiment aus dem Jahr 1988 recht eindrücklich.[1] Dabei sollten Probanden, deren Wangen nach dem operativen Entfernen der Weisheitszähne geschwollen waren, mit einem Ultraschallgerät behandelt werden. Ultraschall, so spekulierte man damals in der Medizin, würde das Gewebe erwärmen und stimulieren, damit den Fluss von Blut und Lymphflüssigkeit erhöhen und so den Rückgang der Entzündung begünstigen. Diese Hypothese war schwierig zu überprüfen, trotzdem etablierte sich die Ultraschallbehandlung gerade in der Physiotherapie. Die Plausibilität des Wirkmechanismus war wohl so verführerisch, dass man ihr trotz fehlender Beweise nicht widerstehen konnte – aber auf dieses Thema kommen wir später noch einmal zu sprechen. Jedenfalls hatten schon einige Studien ergeben, dass Ultraschall nicht besser wirkt als ein Placebo. Gleichzeitig wussten die Forscher um Ibrahim Hashish schon aus einer Vorstudie, dass diese Placebo-Wirkung in Sachen Schmerz- und Schwellungsreduktion fast mit der Gabe eines Glucocorticoids mithalten kann, wie es gegen chronische Entzündungen, Arthritis etwa, eingesetzt wird. Die

Behandlungsmethode hatte also einen starken Placeboeffekt. Nun wollte die Forschergruppe genauer betrachten, welcher Aspekt der Behandlung die Besserung herbeiführte, wenn es schon nicht der Ultraschall war. Die Probanden wurden zufällig auf fünf Gruppen aufgeteilt. Die erste Gruppe wurde nach den Regeln der Kunst mit dem Ultraschallgerät behandelt, der Arzt bewegte das eingeschaltete Gerät in kreisenden Bewegungen über die geschwollenen Backen des Patienten. In der zweiten Gruppe genauso, bloß dass das Gerät gar nicht eingeschaltet war, eine Placebo-Gruppe also. In einer weiteren Gruppe unterließ der Arzt auch die kreisende Bewegung. In der vierten Gruppe gab er den Patienten nur Instruktionen, wie sie sich selbst behandeln könnten, nämlich indem sie mit dem Ultraschallgerät kreisend ihre Backen massierten. Auch in diesen beiden Gruppen war das Gerät ausgeschaltet. In einer fünften Gruppe schließlich fand keinerlei Behandlung dieser Art statt, eine sogenannte Kontrollgruppe.

Hinterher vermaß man die Größe der Schwellung und berechnete, ob sich im Vergleich mit der unbehandelten Kontrollgruppe eine Verbesserung zeigte. Der Vergleich ergab, dass die Behandlung durch den Arzt die Schwellung signifikant reduziert hatte, nämlich um 30 bis 35 Prozent, ob er nun kreisend massierte oder nicht, ob das Ultraschallgerät eingeschaltet war oder nicht. Das Ultraschallgerät wirkte also tatsächlich gegen die Schwellung, allerdings nur durch einen Placeboeffekt. Für diesen Placeboeffekt jedoch schien die Zuwendung des Arztes, die Behandlung durch ihn, entscheidend zu sein, denn in der Versuchsgruppe, in der die Patienten sich selbst mit dem Ultraschallgerät behandelten, reduzierte sich die Schwellung nur um 15 Prozent im Vergleich zur Kontrollgruppe und erreichte hier keine statistische Signifikanz. Der Placeboeffekt war also dann stark, wenn ein anderer, ein Arzt zumal, das Placebo anwendete, dem Patienten Zeit, Zuwendung und sogar physische Berührung widmete. Aus unserer theoretischen Perspektive war die Schwellung ein Symptomsignal, das Hilfsbedürftigkeit anzeigte. Und gerade die Hilfe durch eine andere Person, durch einen anerkannten Heiler, war eine besonders wirksame Antwort, die das Symptomsignal abklingen ließ. Gerade das Zwischenmenschliche scheint wichtig zu sein, bei einem Effekt, der von seinem Namen her vor allem an Zuckerpillen denken lässt.

Auch die Forschung beschäftigt sich zunehmend mit diesem Phänomen. Es gibt mittlerweile einen Zweig der Psychologie, der sich mit der sogenannten sozialen Modulation von Schmerzen beschäftigt, also untersucht, wie Anwesenheit und Verhalten anderer unser Leiden beeinflussen. Im Großen und Ganzen zeigt diese Forschung, dass soziale Unterstützung Schmerzen lindern kann. Aber so einfach ist es dann doch nicht, denn was soziale Unterstützung eigentlich ist und wie man sie in einem Laborexperiment kontrolliert erzeugt, ist eine schwierige Frage, auf die es keine eindeutige Antwort gibt. Manche Forscher verstehen es schon als soziale Unterstützung, wenn eine Vertrauensperson nur tatenlos dabeisteht, wenn ein Proband Schmerzen leidet. In anderen Experimenten muss die Vertrauensperson den Probanden immerhin berühren oder ihm gut zureden. So unterschiedlich die Vorstellungen sind, wie soziale Unterstützung aussieht, so verschieden sind auch die Ergebnisse der Studien. Schauen wir uns mal zwei davon genauer an und versuchen sie aus unserer theoretischen Perspektive zu deuten.

Die Forschergruppe um Naomi Eisenberger an der University of California in Los Angeles lud 25 Frauen zu einer Studie ein und bat sie, ihre Partner mitzubringen.[2] Die Frauen mussten im Labor Platz nehmen, während ihr Partner in den Nebenraum geführt wurde. Was den Damen nun bevorstand, waren insgesamt 84 mehr oder weniger schmerzhafte Hitzereize, abgegeben von einem kleinen Gerät, das um ihren Unterarm geschnallt wurde. Die Probandinnen mussten nur ertragen und bewerten, wie schmerzhaft die Hitzereize waren. Die Forscher wiederum veränderten über die 84 Durchgänge hinweg die Rahmenbedingungen. Mal durften die Frauen die Hand ihres Partners halten, der aber hinter einem Vorhang saß und sich still und neutral zu verhalten hatte. Mal hielten sie die Hand eines Fremden, dann nur einen Knetball. Und wie zu erwarten war, berichteten die Probandinnen von signifikant geringeren Schmerzen, wenn sie die Hand ihres Partners halten durften statt der eines Fremden oder nur einen Knetball. Die Forschergruppe hatte sich zusätzlich ein paar noch reduziertere Bedingungen ausgedacht. Da bekamen die Probandinnen nichts in die Hand, sondern es wurde ihnen nur ein Foto ihres Partners gezeigt, das die Forscher im Nebenraum aufgenommen hatten. Oder sie bekamen nur das Foto eines Fremden gezeigt oder das Foto eines Stuhls. Wieder zeigte sich der zu erwartende Effekt: Die Probandinnen berichteten von signifikant weniger Schmerzen, wenn sie das Bild ihres Partners sahen, verglichen mit den Bildern vom fremden Mann und vom Stuhl. Die Forscher konnten also zufrieden sein. Sie hatten gezeigt, was sie sich vorgenommen hatten, nämlich dass sogar ein Foto ausreicht, um die schmerzlindernde Wirkung menschlicher Zuwendung hervorzurufen.

Ein bisschen überrascht müssten die Forscher aber doch

gewesen sein, als sie bemerkten, dass das Foto des Partners nicht bloß fast so gut wirkte wie seine tatsächliche Hand, sondern sogar noch besser. Wenn die Probandinnen das Bild ihres Partners sahen, berichteten sie von weniger Schmerzen, als wenn er hinter einem Vorhang saß und ihre Hand hielt. Dieses überraschende Ergebnis ergibt jedoch einen Sinn, wenn man sich in die Lage der Probandin versetzt. Die Hand seines Partners zu halten ist zwar ganz nett und gibt ein wenig Nähe, trotzdem ist diese menschliche Zuwendung unter kontrollierten Laborbedingungen doch arg defizitär: kein Wort, kein tröstender Blick, keine Umarmung, nur eine bekannte Hand, die sich ruhig und neutral zu verhalten hat. Das Bedürfnis nach Zuwendung war also nicht befriedigt, die Schmerzsignale riefen, wenn auch schwächer, weiter danach. Anders im Angesicht des Partnerfotos, das nicht auf die aktuelle Realität der schmerzhaften Laboreinsamkeit, sondern auf die Fantasie verweist. Wie schön es doch ist, darauf hingewiesen zu werden, dass man einen Partner hat, der sich nun um einen kümmern würde. Gleichzeitig nützt es nichts, Schmerzsignale zu senden, wenn der gewünschte Empfänger der Signale nur in der Fantasie anwesend ist. Manchmal kann also eine nette Fantasie besser wirken als eine unzureichende Realität.

Wenden wir uns einer weiteren Studie zu, die die Komplexität der sozialen Interaktion noch ein Stückchen weitertreibt. Sarah Hurter und ihre Londoner Kollegen luden 41 Probanden zum uns bereits bekannten Eiswasserbecken, in das man seine Hand tauchen muss.[3] Die Probanden kamen nicht allein, sondern brachten ihre Lebenspartner mit. Diesen Lebenspartnern aber war Unterstützung nicht gestattet, sie beobachteten von abseits, wie die Probandin oder der Proband die schmerzhafte

Prozedur über sich ergehen ließ. Es gab also allen Grund für starke Schmerzsignale. Der treusorgende Lebenspartner war anwesend, ihn galt es zu überzeugen vom eigenen Leid im Eiswasser. Der Partner jedoch durfte nicht helfen. Er oder sie sollte bloß auf einer Skala von eins bis elf ankreuzen, wie viel Empathie er oder sie für den Partner mit der Hand im Eiswasser empfand. Diese Empathieangabe wurde dann an den Probanden weitergeleitet, jedoch nicht wahrheitsgetreu. Und hier lag die experimentelle Manipulation. Den Probanden wurde entweder weisgemacht, ihr Partner empfinde überhaupt kein Mitgefühl, oder, ihr Partner fühle sehr stark mit ihnen. Und dies hatte Einfluss auf das Schmerzempfinden. Bekamen die Probanden Mitgefühl gemeldet, wurde ihr Glaube an den treusorgenden Partner bestätigt, sie empfanden weiter die Schmerzen, die den Partner erreichen sollten. Wurde ihr Glaube an den treusorgenden Partner jedoch durch eine Mitgefühlabsage gebrochen, sahen sie im Partner keinen bereitwilligen Empfänger ihrer Schmerzen mehr – und berichteten nun weniger davon. Zuwendung und Hilfe können also Schmerzen lindern, indem sie adäquate Antwort geben auf das Bedürfnis des Leidenden. Die Schmerzsignale können aber auch abgewürgt werden von jemandem, der sich von ihnen nicht erweichen lässt.

Dies ist natürlich nur eine mögliche Deutung dessen, was in den Köpfen oder besser in den verborgenen mentalen Mechanismen dieser Probanden vorgeht. Letztendlich ist es eine sehr individuelle Sache, was man als soziale Unterstützung ansieht und was als deren Unterlassung. Das macht hier alles so kompliziert. Schmerz ist eben nicht bloß ein Alarmsignal für Gewebeschädigung. Er ist auch ein hochkomplexes Kommunikationsmittel. Ähnlich wie wir stundenlang an einer E-Mail feilen,

Formulierungen abwägen und Reaktionen in Erwägung ziehen, um durch genau den richtigen Ton vom Empfänger zu bekommen, was wir uns wünschen, so ist auch das Empfinden und der Ausdruck von Schmerzen hochkomplex und abhängig von zahlreichen äußeren Faktoren und inneren Eindrücken. Wie trivial ist eine Alarmanlage, wie komplex hingegen menschliche Kommunikation. Das Bild der Alarmanlage für das Schmerzempfinden ist zwar einfach, oft aber auch einfach falsch.

Die bisher betrachteten Ergebnisse zeigen uns also, wie wichtig die soziale Umwelt für die Regulation von Schmerzen ist. Und das ist nicht nur in lebensfernen Experimenten so, sondern auch im klinischen Alltag, etwa im Kreißsaal oder im Krankenhausbett nach der Herzoperation.

Meghan Bohren und ihre Kollegen wollten wissen, welchen Unterschied die Anwesenheit einer Unterstützungsperson bei Geburten macht. Dazu haben sie in einer Metaanalyse die Ergebnisse von 26 Studien aus der ganzen Welt mit zusammen mehr als 15 000 Teilnehmerinnen zusammengefasst.[4] Es zeigen sich eindrucksvolle Effekte menschlicher Zuwendung während der Geburt. Konkret geht es dabei nicht um das Verhalten der Geburtshelfer, sondern um die Anwesenheit einer zusätzlichen Unterstützungsperson, die sich um die werdende Mutter kümmert, etwa ihre Hand hält und sie emotional unterstützt. Das kann zum Beispiel eine Mitarbeiterin des Krankenhauses sein, der werdende Vater oder eine Frau, die sich auf diese Unterstützerinnenrolle spezialisiert hat. Im Idealfall ist es eine Person, die die werdende Mutter kennt und selbst ausgewählt hat. Die Anwesenheit solch einer Unterstützungsperson erfüllt nicht nur den Wunsch vieler Frauen nach Vertrautheit und Zuwendung in der fremden Krankenhausumgebung, wo strenge Routinen gelten – sie kann sogar Medikamente ersetzen. In Anwesenheit einer Unterstützungsperson waren seltener Schmerz- und Betäubungsmittel nötig als ohne. Betrachten wir die Geburtsschmerzen auch als Ruf nach menschlicher Zuwendung, kann eine Unterstützungsperson dem gerecht werden. In ihrer Abwesenheit hallen die Rufe ins Leere und müssen eher mit Medikamenten gedämpft werden. Aber damit endet der positive Effekt menschlicher Zuwendung nicht. Die Anwesenheit der Unterstützungsperson erhöhte auch die Wahrscheinlichkeit einer natürlichen Geburt und senkte die Wahrscheinlichkeit von Komplikationen und Kaiserschnitt. Außerdem gingen Geburten so im Durchschnitt 40 Minuten schneller vonstatten.

James Kulik und Heike Mahler widmeten sich einer anderen Abteilung des Krankenhauses: Sie untersuchten, welchen Einfluss die Unterstützung der Ehefrau bei der Genesung von Bypass-Patienten hat.[5] Dazu zählten sie, wie oft die Frau zu Besuch kam. Und auch hier konnte die Zuwendung eines Menschen Medikamente ersetzen, denn die Männer, die viel davon erfuhren, brauchten im Durchschnitt weniger Schmerzmedikamente. Und sie wurden sogar früher entlassen.

Jeder kann also einen Unterschied machen für jene, die schmerzhafte Phasen durchleben. Die Anwesenheit einer Bezugsperson erleichtert die Geburt, und Krankenbesuche fördern die Genesung. Aber natürlich kann die persönliche Zuwendung auch von Ärzten kommen. Der Arzt ist eben kein Automat, in den man oben seine Beschwerden einwirft und aus dem dann unten das passende Medikament fällt. In letzter Zeit beginnt man zu untersuchen, welchen Unterschied es macht, wenn Ärzte empathischer agieren – oder Empathie bewusst weglassen.

David Rakel von der University of Wisconsin in Madison und seine Kollegen fragten sich, ob ärztliche Zuwendung bei einer einfachen Erkältung einen Unterschied machen kann.[6] Um das zu untersuchen, sprachen sie eine große Zahl von potentiellen Probanden an, die sich telefonisch melden sollten, falls sie sich erkälteten, um dann angeblich an einer Studie zur Wirksamkeit von Echinacea teilzunehmen. Von den erkälteten Anrufern erschienen 480 zur ärztlichen Untersuchung im Krankenhaus. Sie wurden zufällig und unwissend aufgeteilt in zwei Gruppen, die entweder einen aufs Nötigste reduzierten Standardkontakt mit dem Arzt erhielten oder einen umfassenderen und einfühlsameren erweiterten Kontakt.

Beim Standardkontakt erfragte der Arzt Informationen zur aktuellen Erkältung und der vorherigen Krankengeschichte, untersuchte den Patienten und stellte die Diagnose. Berührungen und Blickkontakt sollten eher vermieden werden. Es ging nur um das Allernötigste. Der erweiterte Arztkontakt begann mit einem Händedruck. Der Arzt bot das Pflichtprogramm des Standardkontakts, aber gab darüber hinaus Bestätigung für das Leiden des Patienten, suchte Blickkontakt, drückte Verständnis aus. Er machte Hoffnung: »In ein paar Tagen ist es wieder besser.« Und gab dem Patienten ein gewisses Kontrollempfinden: »Gönnen Sie sich viel Schlaf, das wird tatsächlich helfen.« Der Unterschied der beiden Bedingungen wird schon offenbar, wenn man auf die Uhr schaut: Der erweiterte Arztkontakt dauerte im Mittel achteinhalb Minuten, der Standardkontakt nicht einmal vier.

Und siehe da: In der Gruppe mit dem erweiterten Arztkontakt war die Erkältung im Durchschnitt einen halben Tag früher vorüber. Dieses Ergebnis war aber nicht signifikant, könnte also auch rein zufällig gewesen sein. Aber man hatte die Patienten nach der Behandlung gebeten, einen Fragebogen auszufüllen, der messen sollte, wie ernst genommen und verstanden sie sich fühlten, ob sie Zuwendung erfahren hatten und Anerkennung. Verglich man nun die Patienten, die ihren Arztkontakt derartig empfunden hatten, mit jenen, die nicht so restlos zufrieden waren, ergab sich ein eindrucksvoller Unterschied, der nun auch signifikant war. Die wohl umsorgten Erkältungspatienten wurden im Durchschnitt mehr als einen Tag früher gesund. Arthritis-Patienten geht es besser, wenn ihre Ärzte in Kommunikation trainiert sind.

Zu ähnlichen Ergebnissen kamen Olivier Chassany und seine Kollegen von der Forschungsabteilung der Pariser Krankenhäuser in einer Studie, für die sie 180 Allgemeinmediziner rekrutierten. Einem Teil der Ärzte verordneten sie ein Trainingsprogramm in Kommunikation und Beziehungsaufbau.[7] Der andere Teil besuchte eine alternative Lehrveranstaltung, die kein Wissen dieser Art vermittelte. Danach wurden die Behandlungsergebnisse der Mediziner verglichen. Behandelt wurden 842 Patienten mit chronischen Arthritisschmerzen, von denen also etwa die Hälfte einen trainierten Arzt konsultierte. Und das Kommunikationstraining machte tatsächlich einen Unterschied: Die Patienten berichteten von geringeren Schmerzen, mehr Beweglichkeit und weniger Einschränkungen im Alltag.

Und selbst bei Akupunktur hat das Ausmaß der Zuwendung Auswirkungen, wie Ted Kaptchuk und seine Kollegen von der Harvard University in einer Studie mit Reizdarmpatienten zeigten.[8] Nimmt der Akupunkteur sich für den Erstkontakt nur fünf Minuten, um sich vorzustellen und zu sagen: »Ich weiß, was zu tun ist«, ist das Behandlungsergebnis wesentlich schlechter, als wenn er sich zu Anfang 45 Minuten Zeit nimmt, die Beschwerden ausführlich mit dem Patienten bespricht und dabei warm und zugewandt agiert – auch wenn die dem Gespräch folgenden sechs Akupunkturbehandlungen in beiden Fällen identisch sind. Das ausführliche, zugewandte Gespräch brachte den Patienten eine Besserung der Symptome und einen Zuwachs an Lebensqualität.

Allein die Zuwendung des Arztes scheint also schon medizinisch wirksam zu sein. Aber tut es eigentlich auch den Ärzten gut, wenn sie empathischer sind?[9] Dazu gibt es konkurrierende Hypothesen. Die eine besagt, dass zu viel Mitgefühl zu emotionaler Erschöpfung und schließlich Burnout führen kann, weil dem Arzt oder der Ärztin das Leiden der Patienten zu nahe geht, weil deren Probleme zu sehr auf ihnen lasten. Die andere Hypothese besagt, dass Empathie und menschliche Zuwendung den Arzt mehr Sinn bei seiner Arbeit empfinden lässt. Und einer gefühlt sinnvollen Arbeit nachzugehen kann trotz großem Stress vor Burnout schützen. Manche Einzelstudien untermauern die eine Hypothese, andere die gegenteilige. Eine aktuelle Metastudie, die also viele Einzelstudien bündelt, findet aber vor allem einen statistischen Zusammenhang, der die zweite Hypothese stützt: Viel Empathie geht mit wenig Burnout-Symptomen einher, wenig Empathie mit mehr.[10] Es sieht also so aus, als würde Empathie Ärzte vor Burnout schützen. Es ist aber auch noch eine andere Interpretation möglich, denn diese Metastudie gibt nur Aufschluss über Zusammenhänge, nicht darüber, was Ursache und was Wirkung ist. So könnte der Zusammenhang auch daher rühren, dass man ohne Burnout empathischer ist, Burnout hingegen die Empathiefähigkeit zerstört.

Und vielleicht steckt auch noch ein altbekannter dritter Faktor dahinter. Zeitknappheit und Stress verhindern womöglich Zuwendung und erzeugen Burnout. Der Druck, unter dem etwa die Ärzte der Notaufnahme in den Nächten des Wochenendes stehen, die Flure voll von Patienten, die teilweise Stunden warten, lässt Eile vor Empathie gehen. In reicheren Stadtvierteln hingegen, wo die Ärzte zahlreich sind, kann man den einzelnen Patienten mehr Zeit und Zuwendung widmen. So können Strukturen die Verteilung von Empathie diktieren. Und weder die Ärzte haben die freie Wahl, in welchem System sie arbeiten, noch sind die Patienten völlig freie Akteure auf dem Markt der medizinischen Möglichkeiten. Die aktuelle Forschung lässt jedenfalls vermuten, dass Gesundheit und Wohlbefinden sowohl der Ärzte als auch der Patienten von mehr Zeit und Zuwendung profitieren sollten.

THERAPEUTEN UNTER LEUTEN

ZEIT UND ZUWENDUNG bilden das Grundgerüst der Psychotherapie. Aber trotzdem steht an den Türschildern der Therapeuten nicht einfach »Netter Mensch zum Reden – alle Kassen«, sondern »Diplom-Psychologe und Kognitive Verhaltenstherapie, Dr. med.« und »Psychoanalyse oder Tiefenpsychologie, Systemischer Ansatz, Schematherapeut«. Wie in der wissenschaftlich fundierten Medizin scheint es hier gar nicht in erster Linie um die persönliche Zuwendung zu gehen, sondern um die spezifische Wirksamkeit der Methode. So ist das zugrundeliegende Modell der Psychotherapie sehr ähnlich dem der Medizin, die sich mit körperlichen Leiden befasst.[1] Auch bei der Psychotherapie soll eine bestimmte, in dem Fall psychische Fehlfunktion gefunden werden, die Ursache ist für das Leiden des Patienten. Eine spezifische Behandlung soll diese Fehlfunktion lindern oder beseitigen. Daraus resultiert dann die Heilung des psychischen Leidens. Nur haben unterschiedliche therapeutische Schulen unterschiedliche Auffassungen darüber, wie die zugrundeliegenden Fehlfunktionen beschaffen sind und wie man sie zu beseitigen hat.

Die Parallelen gehen noch weiter. Auch die Psychotherapie soll ihre Wirksamkeit in placebokontrollierten Studien unter

Beweis stellen. Wie lässt sich hier aber Placebo von Wirkstoff trennen? In der somatischen Medizin ist es einfach: Der Wirkstoff wirkt auf biochemischem Wege und braucht dafür keinen Gedanken des Patienten. Der Placeboeffekt hingegen nimmt den Weg über die Psyche. Diese saubere Trennung ist aber bei der Psychotherapie nicht möglich. Die spezifischen therapeutischen Interventionen wirken auf psychischem Wege genauso wie die unspezifischen Aspekte der Behandlung, das empathische Zuhören, die Beziehung, die zielgerichtete Allianz. Ein anderes Problem oder vielmehr eine Unmöglichkeit ist die Verblindung. In einer Medikamentenstudie wissen die Ärzte nicht, was sie verabreichen, Wirkstoff oder Placebo. In einer Psychotherapiestudie hingegen wissen die Psychotherapeuten sehr wohl, ob sie gerade spezifisch wirksame Methoden anwenden oder eine Therapie bloß vorgaukeln. Wie wirksam sich eine bestimmte Psychotherapie im Vergleich zu einer Placebo-Therapie zeigt, hängt dann stark davon ab, wie man die Placebo-Therapie konstruiert. Gehört zu einer Traumatherapie etwa das Gespräch über und die Konfrontation mit dem traumatischen Erlebnis, müsste dies bei der Placebo-Therapie eigentlich weggelassen werden. Aber fällt es dem Patienten nicht auf, wenn er sich wegen eines Traumas in Therapie begibt, der Therapeut aber partout nicht darüber reden will? Wird dann nicht auch der Therapeut unempathisch erscheinen, die therapeutische Allianz in Frage gestellt und möglicherweise die Beziehung nicht von Dauer sein? Kein Wunder, dass die Therapie hier besser als das sogenannte Placebo abschneidet. Konstruiert man hingegen das Placebo so, dass alle unspezifischen Aspekte einer Behandlung stark entwickelt werden, kann es passieren, dass die Placebo-Therapie plötzlich so wirksam ist, dass sich die methodische Therapie nicht mehr dagegen abhebt. Dafür gibt es ein eindrucksvolles Beispiel.

An der Vanderbilt University in Nashville luden Hans Strupp und Suzanne Hadley Studierende mit psychischen Schwierigkeiten zu einer Studie ein.[2] Deren Probleme waren nicht allzu gravierend, denn sonst wäre es arg verwerflich gewesen, an ihnen bloß herumzuprobieren, statt sie in bestmögliche Behandlung zu schicken. Nach gängigen Messungen war ihre Depressivität aber doch zumindest so stark wie bei anderen Patienten, die sich in psychotherapeutische Behandlung begeben. Die Studenten, allesamt junge Männer, wurden per Zufall in zwei Gruppen aufgeteilt, die in unterschiedliche Gesprächstherapien geschickt wurden. Eine dritte und vierte Gruppe gab es auch noch, aber die erhielten keine Behandlung und dienten nur zum Vergleich. Die Mitglieder der ersten Gruppe bekamen einige Sitzungen tatsächlicher Therapie bei jeweils einem von mehreren Psychotherapeuten mit mindestens zehn Jahren Berufserfahrung. Die Mitglieder der zweiten Gruppe bekamen genauso viel Zeit und genauso viele Sitzungen, nur darf man ihre Gespräche wohl nicht Therapie nennen, weil sie nicht von einem Therapeuten geführt wurden, sondern von einem von fünf erfahrenen Professoren ganz untherapeutischer Fächer, nämlich Englisch, Geschichte, Mathematik und Philosophie. Es wurden Professoren ausgewählt, die bekannt waren für emotionale Wärme, Vertrauenswürdigkeit und Interesse an den Studenten. Und nicht zuletzt waren es Professoren, die sich neben ihrer akademischen Tätigkeit dazu bereit erklärten, im Rahmen dieser Studie regelmäßige therapieartige Sitzungen mit depressiven Studenten durchzuführen. Aber trotzdem waren es Professoren, die keine Ahnung hatten, wie man eine Psychotherapie durchführt. Man konnte sie also mit Fug und Recht als Placebos bezeichnen.

Am Ende der Behandlung ging es den Studenten besser – egal, ob sie bei einem Therapeuten in Therapie gingen oder bei einem Professor der englischen Literatur. Anscheinend ist die Qualität der Beziehung entscheidend – nicht die therapeutische Methode.[3] Aber einiges leistet die Methode dann doch: Sie gibt einen rituellen Rahmen vor, in dem das zugewandte Gespräch wiederholt und über Dauer stattfinden kann. Dauer und Verlässlichkeit der Beziehung geben dem Patienten Halt. Im genannten Experiment wussten die gelernten Therapeuten, was zu tun ist, auch über mehrere Sitzungen hinweg. Die Professoren hatten hingegen ihre Mühe, das Gespräch aufrechtzuerhalten, als alles einmal gesagt und durchgesprochen war. Sie hätten es über die untersuchte »Kurztherapie« hinaus wohl nicht lange mit den Patienten ausgehalten.

Darüber hinaus schafft die psychotherapeutische Ausbildung Sicherheit und Autorität. Der Patient ist in seinen Problemen verloren, da braucht er einen Partner, der System und Ordnung bietet. Er braucht Anerkennung für sein Leiden, und die Anerkennung ist stärker, wenn sie von einer Person mit ausgewiesener Expertise kommt. In dieser Hinsicht sind sich Professoren und Therapeuten vielleicht gar nicht so unähnlich. Die Professoren sind es gewohnt, sich auszukennen, über ihren Studenten zu stehen und ihnen Ordnung und Führung zu bieten. Hätte man die Psychotherapeuten mit einer anderen Berufsgruppe verglichen, Investmentbankern vielleicht, wäre das Experiment vermutlich ganz anders ausgefallen. Dennoch liefert es einen Hinweis darauf, dass die unspezifischen Aspekte einer Psychotherapie – die Beziehung, die Zuwendung, das empathische Gespräch, der andere Blickwinkel – für sich genommen schon sehr wirksam sein können.

Placebokontrollierte Psychotherapiestudien sind also höchst schwierig. Trotzdem müsste doch herauszufinden sein, welcher Ansatz der beste ist. Es kann ja schließlich nicht sein, dass so unterschiedliche Behandlungen nebeneinanderher existieren, wo man doch in der Medizin gewohnt ist, nur die nach aktueller Forschung allerbeste Behandlung zu verwenden. So wurden viele Vergleichsstudien durchgeführt. Verhaltenstherapie trat gegen Psychoanalyse an. Tiefenpsychologie gegen Kognitive Therapie. Teilweise zeigten sich da beeindruckende Unterschiede und endgültige Urteile. Nur hatten viele dieser Studien einen entscheidenden Nachteil. Anhänger der Verhaltenstherapie zum Beispiel wollten deren Überlegenheit gegenüber anderen Therapieformen zeigen. Sie therapierten also einen Teil der Patienten nach den Regeln der Therapieform, an die sie glaubten. Einen anderen Teil der Patienten therapierten sie nach der Therapieform, die sie für wirkungslos hielten. Man kann sich nun denken, dass in diesen Studien meist jene Therapie besser abschnitt, von der die durchführenden Forscher begeistert waren. So zeigen uns die Ergebnisse zumindest eins, nämlich dass ein Therapeut von seinem Ansatz überzeugt sein sollte, damit er wirksam werden kann. Nicht nur die dauerhafte Beziehung, die Empathie des Therapeuten und die gemeinsame Arbeit sind also vonnöten. Hinzu muss die Überzeugung des Therapeuten kommen, dass er eine wirksame Behandlung durchführt, denn nur so kann er auch den Patienten davon überzeugen, dass er eine wirksame Behandlung durchläuft.

Andere Vergleichsstudien begegneten dem Problem dahingehend, dass sie für die zu vergleichenden Therapieformen jeweils überzeugte Experten als Therapeuten einsetzten. Überzeugte Tiefenpsychologen therapierten also mit überzeugten Psychoanalytikern um die Wette. Hier nun sollten sich eindeutige, unverzerrte Ergebnisse zeigen. Die gab es auch, nur tendierten sie mal in diese, mal in jene Richtung. Und als man sich irgendwann darum bemühte, all die Einzelstudien in einer Metastudie zusammenzufassen, um ein umfassendes Gesamtbild zu erhalten, fiel auf, dass die unterschiedlichen Methoden alle erschreckend gleich gut abschnitten.[4] Wohlgemerkt gleich gut, nicht gleich schlecht. Psychotherapie ist höchst wirksam. Sie wirkt stärker gegen psychische Leiden, als die meisten Medikamente es tun. Welche Therapieform dabei angewendet wird, scheint hinsichtlich der Wirkung egal. Alle sind Sieger. Alle haben trotz ihrer unterschiedlichen Theorien und Methoden etwa die gleiche sehr gute Wirksamkeit.

In den Studien kristallisierten sich andere Faktoren als entscheidend für den Behandlungserfolg heraus, jene, die wir bereits betrachtet haben: Empathie, die Qualität der Beziehung, Zuwendung. Denn wie gesagt sind auch psychische Leiden Signalsymptome, die zurückgehen können, wenn ihre Funktion erfüllt ist.

Aber auch die Methode ist wichtig. Es gibt zwar nicht die eine richtige, die allen anderen überlegen ist. Die Methode aber formt die Art der Beziehung: Im Verhaltenstherapeuten findet man wohl eher den Coach, der einen trainiert und bei der Selbstverbesserung begleitet. Mit dem Analytiker kann man mehr reflektieren und über Ursachen nachdenken. Man wird bei unterschiedlich geschulten Therapeuten auch ganz unterschiedliche Bedeutungen und Begründungen des eigenen Leidens bekommen, die einen mehr oder weniger

zufriedenstellen. Was einem lieber ist, ist wohl Charakter-
und Geschmacksfrage. Hier auf das eigene Bauchgefühl zu
vertrauen erhöht sicher die Wahrscheinlichkeit einer guten
Beziehung zum Therapeuten und damit den voraussichtlichen
Behandlungserfolg.

Ohne Methode könnte man dem Patienten zudem keine
Deutung seines Leidens bieten, keine überzeugende Behandlungsweise darlegen. Denn die Methode ist geeignet, der therapeutischen Beziehung Rahmung und Dauer zu geben, eine
Ordnung anzubieten und Autorität zu schaffen – und damit
unser Bedürfnis nach einer sinnvollen Behandlung zu stillen.

BEDEUTUNG ALS BEHANDLUNG

W IE BEREITS ERKLÄRT, ist neben dem Bedürfnis nach Zuwendung auch das Bedürfnis nach einer sinnvollen Behandlung in uns angelegt. Sie sollte intuitiv einen Sinn ergeben oder innerhalb unseres jeweiligen Glaubenssystems sinnvoll sein. In der modernen Medizin gibt es Behandlungsmethoden, die mehr über ihren spezifischen Effekt wirken, und solche, die mehr über den Sinn wirken, den sie ergeben.

Nehmen wir eine zutiefst verwirrende Erkrankung, die Depression, ein Sammelbecken ganz unterschiedlicher Leidenszustände: der eine verschläft den ganzen Tag, die andere kann nicht einschlafen, der eine möchte die ganze Zeit essen, die andere hat dagegen kaum noch Appetit, die einen sind eher ängstlich, die anderen eher traurig.

Und nun kommt eine Theorie samt Medikament daher, die bietet für all dies eine Erklärung: Depression, das ist einfach ein Mangel an Serotonin im Gehirn, und dieser Mangel wird beseitigt durch dieses Medikament, einen sogenannten selektiven Serotoninwiederaufnahmehemmer, auf Englisch abgekürzt mit SSRI. Das ergibt doch einen Sinn! Frühere Seefahrer bekamen auf ihren langen Reisen Skorbut, und niemand wusste, woher das kam. Es war eine Mangelerscheinung. Mit Sauerkraut an Bord hatte man das nötige Vitamin C dabei, um dem Mangel vorzubeugen. Und hier nun also der Serotoninbooster, der mit der Logik eines Nahrungsergänzungsmittels wirkt. Zu wenig Serotonin wird mit mehr Serotonin behandelt. Ob die Depression tatsächlich auf diesem Mangelmechanismus beruht, sei dahingestellt, das Bedürfnis der Patienten nach einer Behandlung, die einen Sinn ergibt, befriedigt sie allemal. Und gleichzeitig bietet sie Entlastung von dem Geschwätz, das Depressive viel zu oft ertragen müssen. »Reiß dich halt mal zusammen!« bekommen jene zu hören, die psychisch erkrankt sind, so als wäre die Erkrankung nur ein Mangel an Disziplin und sie eigentlich selbst schuld daran. Mit der Idee vom Serotonindefizit kann man sich den Schwätzern als organisch Erkrankter ausweisen. Das verschafft Erleichterung. Dabei wäre es so viel besser, wenn die Besserwisser bereit wären dazuzulernen.

Die Geschichte mit dem Serotoninmangel ist eigentlich überflüssig: Ein Medikament sollte doch keine Story brauchen, um anzuschlagen. Tatsächlich aber haben Antidepressiva neben der spezifischen Medikamentenwirkung einen sehr starken Placeboeffekt.[1] Und das mit jedem Jahr mehr![2] Ältere Studien zeigen schwächere Placeboeffekte, neuere stärkere. Das Medikament ist in der medizinischen Kultur angekommen, es wird zur Normalität. So wie Jeans einstmals als gewagt und verwegen galten und man sie heute im Büro und der Oper trägt. Und so gehört es mittlerweile zur gesellschaftlichen Erwartung, dass Depressionen mit den entsprechenden Medikamenten – Prozac, Zoloft und so weiter – behandelt werden können. Die Signalsymptome des Depressiven können sofort zurückgehen, denn das Bedürfnis nach sinnvoller Behandlung ist erfüllt. Bis die Wirkstoffe im Gehirn tatsächlich ihre Wirkung entfalten, dauert es hingegen ein paar Wochen.

Werfen wir einen Blick in ein medizinisches Feld, in dem placebokontrollierte Studien nicht so entscheidend sind, weil die Behandlungen aus sich heraus oft völlig logisch und plausibel erscheinen: die Chirurgie. Das sind doch klare Angelegenheiten: Etwas ist aufgeplatzt und muss wieder zugenäht werden. Da ist ein Fremdkörper, der gehört herausgeschnitten. Da ist ein mechanisches Problem, das müssen wir reparieren. Zwei Beispiele: Ein arthritisches Knie schmerzt und wird unbeweglich, gerade so wie ein verschmutztes Metallscharnier quietscht und schwergängig wird. Und so wie man die Funktion eines Metallscharniers wiederherstellt, indem man es putzt und ölt, so sollte man doch auch das arthritische Kniegelenk reinigen können und damit Schmerzen und Unbeweglichkeit beseitigen. Tatsächlich wird dies mit einem minimalinvasiven Verfahren gemacht, der Arthroskopie. Hier verschafft man sich mit kleinen Schnitten Zugang zum Gelenk und spült es dann mit reichlich Flüssigkeit durch, eventuell werden auch raue Stellen geglättet, abstehendes Gewebe entfernt. Und es hilft tatsächlich: Die Patienten haben nach der Operation weniger Schmerzen und sind beweglicher.

Bruce Moseley und seine Kollegen waren aber skeptisch, ob die Besserung tatsächlich durch das operative Verfahren kommt. Deshalb nahmen sie eine placebokontrollierte Studie in Angriff.[3] Placebokontrollierte Studien sind selten in der Chirurgie. Einerseits, weil, wie bereits erwähnt, die Verfahren aus sich heraus völlig logisch und plausibel erscheinen. Andererseits ist eine Placebo-Operation ein ethisches Problem. Einem Patienten eine Zuckerpille als Medikament zu verabreichen ist schon höchst diskussionswürdig. Offensichtlich skandalös ist es demgegenüber, einen Patienten zu narkotisieren und aufzuschneiden und dann nichts zu machen. Belogen werden dürfen die Patienten auf keinen Fall, selbst bei der Zuckerpille. Sie müssen vorher eingehend darüber informiert werden, dass sie eventuell bloß eine Placebo-Behandlung bekommen. Trotzdem fanden Moseley und seine Kollegen 160 Arthritis-patienten, die bereit waren teilzunehmen, auch wenn sie unter Umständen bloß eine Placebo-Operation erhielten. Es sollten drei Experimentalgruppen verglichen werden. Bei der ersten Gruppe wurde das Kniegelenk mit mindestens zehn Litern Flüssigkeit durchgespült. Bei der zweiten Gruppe wurde ebenfalls mit zehn Litern durchgespült, zusätzlich wurden die Gelenkbestandteile geglättet und abgerissene Fragmente entfernt. Bei der dritten Gruppe wurden zwar die Schnitte gemacht, aber dann keine arthroskopischen Behandlungen wie in den anderen Gruppen durchgeführt. Es wurde aber eine Behandlung simuliert, der Arzt ließ sich die Instrumente anreichen, hantierte wie in den anderen Gruppen auch, er nahm sich genauso viel Zeit, sogar die Spülapparatur wurde eingeschaltet, ein hochkonzentriertes Doktorspiel wie bei Kindergartenkindern. Nach den Operationen beobachteten sie, wie sich die Schmerzen im Knie und dessen Beweglichkeit entwickelten: nach zwei Wochen, vier Wochen, drei Monaten, bis sogar zwei Jahre danach. Und sie fanden, was bisher schon andere Studien gezeigt hatten, nämlich, dass die Arthroskopie tatsächlich Besserung brachte, selbst langfristig. Aber sie fanden auch, dass die Placebo-Operation genauso viel Besserung brachte. Die Arthroskopie nur zu simulieren brachte also den gleichen Nutzen, wie sie tatsächlich durchzuführen. Ihre Wirkung beruhte nur auf einem Placeboeffekt.

Das Bild eines verschmutzten Scharniers, das gereinigt wird, wirkt so stark, dass es das Bedürfnis nach sinnvoller Behandlung nachdrücklich erfüllt.[4] Die Logik der Metapher hat gesiegt. Und dieser Sieg beruht nicht auf einem spezifischen Effekt, sondern allein auf der anderen Hälfte der Heilung.

Ähnliches galt für Herzoperationen, wie sie früher oft bei Angina Pectoris durchgeführt wurden, einer Durchblutungsstörung des Herzens, die sich als Schmerz und Engegefühl in der Brust äußert.[5] Die Logik hinter der Operation: Wenn der eine in der Küche spült und der andere im Bad unter die Dusche steigt, dann fließt weniger Wasser aus dem Küchenwasserhahn. Und wenn der Spülende nun gemein oder unbedacht ist, dreht er das Wasser am Küchenhahn ab, sodass der Duschende nun von einem plötzlichen Druckanstieg des Wasserstrahls erschreckt wird. So könnte es doch auch mit einem Herzen sein, das nicht mehr richtig mit Blut versorgt wird. Man muss nur eine andere Leitung zudrehen, dann fließt mehr Blut zum Herzen hin. Eine eher oberflächliche Operation an der Brust sollte die Durchblutung des Herzens steigern. Man schnürte Arterien der Brust ab, so wie man den Hahn in der Küche zudreht, um unter der Dusche mehr Wasserdruck zu haben. Die Operation half den Patienten, zumindest für eine Weile. Zahlreiche Studien berichteten Besserung, bis einige Forscher auf die Idee kamen, das Verfahren gegen ein Placebo zu testen. Sie tätigten die Schnitte an der Brust und legten die Schlingen um die Arterien, zogen sie aber nicht zu. Die Placebo-Operationen zeigten denselben Effekt wie die tatsächliche Behandlung. Wieder war es eine Geschichte, die überzeugte, die das Bedürfnis nach sinnvoller Behandlung wirksam befriedigte und so die Beschwerden minderte. Aus heutiger Sicht mag diese Behandlung von Herzproblemen absurd wirken. Aber auch schon 1961, als Henry Beecher, ein Pionier der Placebo-Forschung, eine Übersichtsarbeit zu diesem Operationsverfahren veröffentlichte, blickte man mit Irritation und bitterem Amüsement auf Operationsverfahren zurück, wie sie noch dreißig Jahre zuvor enthusiastisch angewandt wurden.[6] So berichtet Beecher von erfahrenen Chirurgen, die zur Behandlung einer Unterleibsentzündung sagten: »Du öffnest einfach den Bauch und lässt ein bisschen Luft und Licht rein.« Wiederum ein paar Jahre früher glaubte man Epilepsie behandeln zu können, indem man Teile des Dickdarms entfernt. »Man kann sich fragen, welche der heutigen Operationstechniken von zukünftigen Generationen ähnlich betrachtet werden«, meint Beecher dazu, und die Frage hat in den vielen seitdem vergangenen Jahrzehnten vermutlich nicht an Dringlichkeit eingebüßt.

Gleichzeitig gibt es natürlich zahlreiche Operationsverfahren, die tatsächlich wirksam sind, weil in diesen Fällen die zugrundeliegende Überlegung zutreffend ist. Nicht immer bieten Metaphern nur überzeugende Geschichten, oft besitzen sie eine Gültigkeit, die das medizinische Handeln erfolgreich leitet.

Die Begegnung von Arzt und Patient wirkt nüchtern und sachlich, dabei ist es ein Spektakel von Symbolen und Bedeutungen, zu denen zuvorderst auch die Nüchternheit und die Sachlichkeit zählen. Deutlich wird dies, wenn man die Praktiken der Placebo-Forschung betrachtet. Einige ihrer Experimente haben wir ja schon kennengelernt. Die Forscher auf diesem Gebiet stammen aus zwei verschiedenen Disziplinen, zum einen natürlich aus der Medizin, aber eben auch aus der Psychologie. Die Mediziner führen ihre Placebo-Studien genauso durch wie ihre Medikamentenstudien. Sie finden oft in Krankenhäusern statt, die Versuchsleiter sind Ärzte, einzig das dargereichte Medikament ist eben nur eine Zuckerpille. Diese Zuckerpille, so heißt es dann, kann heilende Wirkung haben, wenn der Patient nur glaubt, dass ein Wirkstoff drinsteckt.

Psychologische Forscher arbeiten für gewöhnlich nicht in Krankenhäusern, sondern in normalen Bürotrakten, sie tragen keine weißen Kittel, sondern Alltagskleidung, und sie hantieren auch nicht mit Medikamenten und medizinischem Gerät. Sie müssen die ganze medizinische Aura erst aufbauen, die den Medizinern ganz selbstverständlich ist.

So haben sich die Psychologen an der Stanford University eigens ein Behandlungszimmer einrichten lassen, in dem nur Placebo-Experimente durchgeführt werden.[7] Einen Raum, der aussieht wie der typische Ort, an dem man in den USA einem Arzt begegnet: holzvertäfelt, mit Diplom an der Wand und all den Utensilien, die ein Arzt eben braucht. Die Forscher, die dann mit den Teilnehmern der Studien in Kontakt kommen, ziehen sich vor den Experimenten weiße Kittel an und stellen sich den Teilnehmern als Ärzte vor. All das ist jedoch nur Show. Es wird viel teurer Aufwand für das Drumherum betrieben, bloß um eine billige Zuckerpille zu verabreichen. Und dieser Aufwand ist nötig, denn der Placeboeffekt tritt nicht auf, wenn einem ein freundlicher Fremder an der Bushaltestelle zwei Tic Tac in die hohle Hand schüttet und sagt: »Wird dir guttun!« Nicht nur die Pille hat Bedeutung, sondern auch alles drumherum, ja, durch das Drumherum beginnt man erst, an die Pille zu glauben.

Warum tragen Ärzte eigentlich weiße Kittel?[8] Schornsteinfeger tragen schwarze Anzüge, weil sie sich während der Arbeit an schwarzem Ruß schmutzig machen. Aber Ärzte machen sich für gewöhnlich während der Arbeit nicht die Kleider schmutzig, und wenn doch, ist der Schmutz selten weiß. Gehen sie in den Operationssaal, legen sie sogar den weißen Kittel ab und tragen stattdessen grüne oder blaue Kleidung. Der Kittel ist nur ein Erkennungszeichen so wie die Uniform eines Polizisten, der eigentlich auch im Jogginganzug den Verbrechern nachlaufen könnte, wenn es nicht so wichtig wäre, dass jeder ihn als Polizisten erkennt. Der Arztkittel ist jedoch nicht nur ein Erkennungszeichen, sondern auch ein Verweis, eine Anspielung. Solche Kittel trägt man nämlich eigentlich im Labor. Die andere Berufsgruppe, die sich durch weiße Kittel kenntlich macht – auch wenn sie sie im Arbeitsalltag gar nicht mal so oft tragen –, sind die Naturwissenschaftler. Mit dem weißen Kittel streifen sich die Ärzte also auch die Aura der Naturwissenschaft über, die da steht für Rationalität und Nüchternheit, für ein materialistisches Weltverständnis, für all das Weltwissen, dass wir dank der Naturwissenschaften haben. Und mit dieser Aura kommt Autorität. »Mein Arzt hat gesagt …« bedeutet auch »Die Wissenschaft hat gesprochen«. Das ist natürlich nicht falsch, denn hinter praktizierter Medizin steckt meist medizinische Forschung. Jedoch muss man zum Rückgriff auf wissenschaftliche Erkenntnisse keinen weißen Kittel tragen, der dient nur dazu, den Patienten an die Wissenschaftlichkeit zu erinnern und so die Überzeugungskraft des Arztes zu steigern.

Und dann gibt es da noch das übrige Drumherum. Zum Beispiel den Geruch nach Desinfektionsmittel, der natürlich daher rührt, dass in medizinischen Räumen nun mal regelmäßig Desinfektionsmittel verwendet werden, der aber auch auf das Chemisch-Synthetische verweist, auf die menschengemachte Medizin, von der man sich hier Heilung verspricht. Wir haben von Kindheit an gelernt, wie der Arzt und seine Räume aussehen, wie eine Behandlung abläuft. Schon Kindergartenkinder sind ja in der Lage, sie nachzuspielen. Dem Arzt oder den Placebo-Forschern bleibt dann nur noch, all diese Erwartungen zu erfüllen. Für die Placebo-Forscher, die selbst Ärzte sind, sind die Umgebung, die Kleidung und das Verhalten natürlich genauso selbstverständlich wie für die Studienteilnehmer, die es nicht anders erwarten. Placebo-Forscher hingegen, die Psychologen sind, müssen sich diese fremden Räume erst schaffen, die ungewohnte Kleidung überstreifen und das ärztliche Verhalten vorspielen. Denn dies alles ist wichtig, damit der Patient von der Zuckerpille wirklich etwas erwartet.

Die altbekannte Atmosphäre suggeriert dem Probanden, dass er dem Versuchsleiter vertrauen kann. Der chemische Geruch in diesen Räumen lässt es ganz selbstverständlich erscheinen, dass in dieser Pille ein starker Wirkstoff stecken muss. Dieses ganze Glaubenssystem ist so fest in uns verankert, dass es für den Placeboeffekt das Placebo gar nicht braucht. Nun, streng genommen braucht man sie doch, die Zuckerpille, aber auf die Lüge, in ihr stecke Wirkstoff, lässt sich wohl verzichten. So zeigt es zumindest eine Studie an der Harvard University, die mittlerweile auch an anderen Orten

143

repliziert wurde.[9] Ted Kaptchuk und seine Kollegen initiierten sie, weil sie diese Lüge als das größte Problem der Placebo-Forschung betrachteten. Es kann ja nicht medizinische Praxis werden, Patienten zu belügen. So versuchten sie sich an einem »Placebo ohne Täuschung«.

Die Forscher rekrutierten 80 Probanden, die am Reizdarmsyndrom litten, einer Erkrankung, für die eine organische Erklärung noch aussteht und bei der sich der Placeboeffekt schon als stark erwiesen hatte. Die Probanden wurden zufällig in zwei Gruppen aufgeteilt, wobei die Angehörigen der einen Gruppe täglich zweimal Placebo-Pillen gegen ihr Reizdarmsyndrom zu nehmen hatten, die anderen hingegen keine Pillen bekamen. Ansonsten wurden die Gruppen gleich behandelt. Sie trafen an Tag eins der Studie einen einfühlsamen Arzt, ebenso an Tag elf und zum Abschluss noch mal an Tag 21, der sie auch zu ihren Beschwerden befragte. Im Gegensatz zu den üblichen medizinischen Studien bekam hier niemand einen Wirkstoff verabreicht. Auch wurde niemandem der Bär aufgebunden, er bekäme ein wirksames Medikament. Den Probanden in der Placebo-Gruppe wurde nämlich nicht erzählt, dass in der Pille ein starker Wirkstoff stecke, sondern dass sie ein Placebo bekommen: blau-braune Gelatinekapseln, mit einem wirkungslosen Pülverchen gefüllt, überreicht in einem Medizinfläschchen mit der Aufschrift »Placebo-Kapseln. Nehmen Sie zweimal täglich zwei Kapseln.«

Und obwohl sie wussten, dass sie ein Placebo bekamen, erlebten sie eine Besserung. Daran erkennt man, dass der Wirkstoff in der Pille beziehungsweise der fälschliche Glaube daran gar nicht der alles entscheidende Punkt ist, um die Botschaft der Heilung zu überbringen. Alle anderen Elemente der Behandlung sind ebenfalls wichtig. Denn auch wenn die Probanden in der Studie wissentlich keinen Wirkstoff erhielten, bekamen sie doch sehr viel. Zunächst einmal bekamen sie eine Anerkennung ihres Leidens, und zwar eines Leidens, das oft nicht ernst genommen wird. Und diese Anerkennung kam nicht von irgendjemandem, sondern von Ärzten des Klinikums der besten Universität der Welt. Schon das allein erfüllt ja ein Stück weit die Signalfunktion der Krankheitssymptome. Darüber hinaus bekamen die Probanden im Rahmen der Studie ausführliche Zuwendung, wohl mehr, als sie zuvor bei üblichen Arztbesuchen erlebt hatten. Die Ärzte zeigten umfassendes Interesse an ihnen – auch wenn dieses Interesse vielleicht mehr der Krankheit galt, die die Ärzte erforschten. Eine weitere Funktion der Symptomsignale war also erfüllt.

Die andere Hälfte der Heilung steht und fällt also nicht mit der Gabe eines effektiven Medikaments. Unsere Fixierung auf das Medikament ist nur eine Folge der großen Erzählung der Medizin, zu der wir erzogen wurden: dass die Symptome durch Krankheiten verursacht werden, die klar auszumachen sind, wie Infektionen, Beschädigungen, Fehlfunktionen, und dass dieses zugrundeliegende Problem durch eine gezielte Intervention beseitigt werden muss, durch einen Schnitt, eine Naht, eine Pille, eine Spritze. Und natürlich entspricht diese Erzählung den Tatsachen, aber sie wirkt eben nicht nur auf die Art, die sie selbst vorgibt, sondern auch als starke Idee, als Konzept, das die Menschen überzeugt, das Vertrauen in den Arzt generiert und Glauben an die Medizin. Auch die moderne Medizin ist ein Glaubenssystem, in dem Regeln gelten, Intuitionen über Plausibilität herrschen, Autoritäten verehrt werden und Menschen blind folgen. Es ist somit von seiner sozialen Struktur nicht allzu verschieden von anderen Glaubenssystemen, die wir in der Menschheitsgeschichte hinter uns gelassen haben. Das Glaubenssystem der modernen Medizin hat aber den entscheidenden Vorteil, dass es wissenschaftlichen Standards folgt und ständig auf seine Gültigkeit überprüft wird.

Interessant wären Ergebnisse einer Behandlung ohne Bedeutung und Zuwendung, aber mit Wirkstoff. Das ist eine schwierige Aufgabe, denn der Patient darf ja nicht wissen, dass er behandelt wird, sonst könnte er ja wieder Bedeutung und Zuwendung empfinden. Zum anderen ist es unabdingbar, dass der Patient einer Behandlung zustimmt. Man darf ihn ja nicht einfach ohne sein Wissen behandeln, wie es diese Überlegung erfordern würde. Aber eine Möglichkeit, sich dieser Idee anzunähern, gibt es dann doch.

Patienten erhalten nach einer Operation oft starke Schmerzmittel, Morphium etwa. Das kann entweder von einer Ärztin oder einem Pfleger per Spritze direkt und sichtbar verabreicht werden, oder aber der Patient ist an einen Automaten angeschlossen, der das Schmerzmittel selbstständig über die Infusion zuführt. Einmal ist da also jemand, der sich kümmert, und es ist offenbar, dass nun die Behandlung durchgeführt wird, das andere Mal ist niemand da, und der Patient bekommt nicht mit, wann die Morphiumgabe erfolgt.

Unter diesen Umständen kann man den umgekehrten Fall zum Placebo-Experiment erproben. Man kann einen Wirkstoff geben, ohne dass der Patient davon erfährt, im Gegensatz zum Placebo-Experiment, wo der Patient glaubt, dass eine Wirkstoffgabe erfolgt, diese aber gar nicht stattfindet. Und auch bei so einem umgekehrten Placebo-Experiment zeigt sich: Das Morphium mindert Schmerzen, tatsächlich und wenig überraschend, aber wenn da ein Pfleger kommt, der Patient also Zuwendung erfährt und den Akt der Behandlung erlebt, dann schwinden die Schmerzen noch einmal mehr.[10] Das Morphium wirkt direkt auf das Schmerzsystem und dimmt es herunter. Zuwendung und Medikamentengabe durch die Schwester bilden die andere Hälfte der Heilung, sie befriedigen das Bedürfnis des Patienten nach Zuwendung und Behandlung und mindern so die Signalsymptome, die sich an die Außenwelt richten.

TWO FOR THE SHOW

ES GEHT AUCH um die Show beim Spektakel von Krankheit und Heilung. Die moderne Medizin pflegt das Image der Sachlichkeit, sie erwartet Wirkung nur von einer spezifischen Therapie, etwa dem Medikament oder dem chirurgischen Eingriff. Und sie hat allen Grund, sich auf diese Methoden zu berufen, denn sie sind ja erwiesenermaßen wirksam. Nur eben nicht nur auf die Art, von der meist ausgegangen wird, sondern auch auf vielen anderen Wegen, wie wir gesehen haben.

Möchte ein Heiler diese zweite Hälfte der Heilung möglichst effektiv für seine Kunst nutzen, sollte er sich bemühen, den Patienten von der Behandlung zu überzeugen, also sie plausibel erscheinen zu lassen und sie in das Glaubenssystem des Patienten einzufügen. Es findet also Überzeugungsarbeit auf beiden Seiten statt. Der Kranke möchte mit seinen Symptomen andere überzeugen, seine Krankheit anzuerkennen, ihn von Pflichten zu befreien und ihm Hilfe und Behandlung angedeihen zu lassen. Der Heiler sollte den Kranken davon überzeugen, dass er ihm großzügige Hilfe leistet und seine Behandlung effektiv ist. Zum einen, damit es dem Kranken tatsächlich besser geht. Zum anderen, weil es sich auch für ihn lohnt. Das Image, ein großmütiger Helfer zu sein, macht einen als Kooperationspartner attraktiver. Man denke daran, wie sexy Mediziner sind und welches hohe Ansehen sie genießen. In Umfragen zum Berufsprestige landen die medizinischen Berufe regelmäßig auf den Spitzenplätzen. Und wenn man sich die Daten von Onlinedatingportalen anschaut, zeigt sich, dass medizinische Berufe auch die meisten potentiellen Partner anziehen.

In Jäger-und-Sammler-Gruppen wiederum investiert man durch die Hilfeleistung in seine informelle Krankenversicherung, sodass man im Fall eigener Krankheit wahrscheinlicher Hilfe erhält. Für die Helfer gilt es also nicht nur, effektiv zu helfen, sondern auch, den Eindruck besonders großzügiger Hilfe zu hinterlassen. Diesen Eindruck sollten sie auf den Kranken selbst machen, aber auch auf alle anderen, da dadurch das positive Image entsteht. Der professionelle Heiler hat noch ein anderes Interesse daran, effektiv zu wirken, denn es ist ja sein Beruf.

Aber was heißt das überhaupt, professioneller Heiler? In Jäger-und-Sammler-Gesellschaften, in denen Menschen die meiste Zeit ihrer Geschichte verbrachten, war es nicht der Arzt, sondern der Schamane, der sich als Erster auf Krankheiten und Ähnliches spezialisierte.[1] Und Ähnliches heißt hierbei: ähnlich unvorhersehbare Dinge. Der Schamane war der Experte für das Ungewisse, zu dem solche Dinge gehörten wie das Wetter, die Jagd, die Ernte und eben Krankheit und Gesundheit – alles, was man schwerlich kontrollieren kann, zumindest mit den einfachen Mitteln der Jäger und Sammler. Mit der Kontrolle des Wetters tun wir uns ja selbst heute noch schwer. Zwar wird der Schamane, wie bereits besprochen, einige wirksame Mittel gegen Krankheiten im Angebot gehabt haben, aber seine Hauptaufgabe war das Spektakel. Er hatte nicht wirklich Einfluss auf das, was er zu beeinflussen vorgab, aber er war Spezialist darin, den Eindruck zu erzeugen, dass er Einfluss hat.

Seine Verfahren waren dabei nicht unähnlich denen der psychologischen Placebo-Forscher an der Stanford University. Wir erinnern uns: Letztere bauten im Psychologiegebäude ein ärztliches Behandlungszimmer nach, liefen in weißen Kitteln auf und gaben sich als Ärzte aus, verabreichten Medikamente, ohne zu erwähnen, dass diese keinen Wirkstoff enthielten. Sie veranstalteten also eine große Show, um beim Probanden den Eindruck zu erwecken, dass er gerade ärztlich behandelt wurde. Das Gleiche machte auch der Schamane, bloß innerhalb eines vollkommen anderen kulturellen Glaubenssystems. Wo heute die Vorstellung von Krankheitserregern und Störungen im Ablauf unserer Physiologie vorherrscht, gab es damals den Glauben an unsichtbare Mächte in der Natur, die den Menschen wohlgesinnt oder feindlich sind, die in den Menschen einfahren können, ihn krank machen, womöglich, weil er sich schuldig gemacht hat. Wo sich die heutige Medizin auf ihre Fähigkeit zum Erkennen und Manipulieren naturwissenschaftlicher Sachverhalte beruft, musste sich der Schamane auf seine Fähigkeit zur Interaktion mit der Geisterwelt berufen, um in seinem Handeln plausibel zu erscheinen. Er musste das Übermenschliche auf seine Seite holen, um seinen Job zu erledigen.

Das zeigt sich schon daran, welche Individuen die höchsten Chancen hatten, Schamane zu werden. Es waren nämlich jene, die aufgrund von Absonderlichkeiten etwas weniger menschlich wirkten als die übrigen. Ein sechster Finger an einer Hand wäre so eine Absonderlichkeit, aber auch die Neigung zu Trancen oder ein besonderer Blick. Das schien es ihm leichter zu machen, sich weiter von der Menschenwelt zu entfernen und sich dem Übermenschlichen anzunähern. Dazu diente einerseits die Ausbildung durch einen erfahrenen Schamanen, andererseits eine Phase der Wandlung, die je nach Kultur ganz unterschiedlich sein konnte: ein vorübergehendes Eremitenleben, ein langes Fasten oder ein temporäres Zölibat. Jedenfalls sollte die Prozedur den Eindruck erwecken, dass der Mensch eine Wandlung durchgemacht hatte, die Wandlung zum Schamanen, der nun die übermenschliche Fähigkeit besaß, mit den Geistern in Interaktion zu treten. Dem eigentlichen Akt der Heilung geht also schon einiges an vorbereitetem Spektakel voraus. Ein herausragendes Individuum, das etwa durch körperliche Auffälligkeiten hervorsticht, dadurch schon ein bisschen nicht menschlich wirkt, soll einen Weg gehen, der eine Wandlung bewirkt. Dieser Weg bedeutet Härte und Verzicht, etwa Fasten, Einsamkeit, Enthaltsamkeit. So wird die Besonderheit des Schamanen entwickelt: Kaum jemand will den Weg gehen, kaum jemand wirkt überhaupt geeignet dafür. So erhält der Schamane die Aura des Außergewöhnlichen, ein Wesen, von dem man Besonderes erwarten kann. Das Besondere setzt sich darin fort, dass der Schamane sich in eine Trance versetzt, einen Zustand, der weitestmöglich von menschlicher Normalität abweicht, etwa ein Zustand, in dem glühende Kohlen keine Schmerzen verursachen, eine Starre, eine Abwesenheit, ein Singsang, ein Reden in Stimmen, ein Zappeln in Besessenheit. Was er dem Erkrankten und dem Publikum dann liefert, ist eine Deutung der Krankheit, eine

Erklärung, die sie in das Geisterglaubenssystem einfügt. Meist hat der Kranke gegen irgendwelche Normen verstoßen, und dafür ist ein Geist in ihn gefahren, der die Symptome auslöst. Oder jemand will ihm von Ferne Böses und erzeugt so seine Qualen. Nun gilt es jedenfalls für den Schamanen, die bösen Mächte zu entfernen, die in den Kranken gefahren sind. Sie werden ausgeräuchert, ausgesaugt, herausgeschnitten. Und meist haben die Schamanen ein Ass im Ärmel, das sie auf den Tisch werfen können mit den Worten: Das ist der Dämon, ich habe ihn entfernt! Ein solches Ass kann eine Daunenfeder sein, in der Wange versteckt. Dann setzt der Schamane seine Lippen an die schmerzende Stelle des Kranken und beginnt kräftig zu saugen. Gleichzeitig sticht er sich – geübt ist geübt – mit der Spitze des Federkiels ins Zahnfleisch, sodass sich der Mund mit Blut füllt, die Daunenfeder sich vollsaugt. Dann hebt er den Mund von der Haut des Kranken, Blut strömt über die Stelle, das Blut des Kranken, so scheint es. Der Schamane spuckt einen blutigen Brocken aus, den man als Daunenfeder nicht mehr erkennen kann. Der böse Fremdkörper ist entfernt. Dank und Staunen sind groß. Und dem Patienten geht es gleich schon ein gutes Stück besser.

Was hat der Schamane da geschaffen? Vom elften Finger über die Zeit der Verwandlung, der spektakulären Trance, der mythischen Erklärung und dem Special Effect zum Schluss? Ganz einfach: Käsekuchen! Was soll das heißen? Nun, in Person und Prozedur des Schamanen kommt alles zusammen, wonach der Kranke verlangt: Erklärung, Anerkennung, sinnvolle Heilung, die durch großes Spektakel wirksam erscheint. Ähnlich wie beim Käsekuchen. Selten nur fanden die einstigen Sammler etwas Süßes. Selbst ein wilder Apfel war damals nur so süß wie eine heutige Karotte, und holzig war er dazu. Reinen raffinierten Zucker, den gibt es erst seit ganz kurzer Zeit, damals konnte man höchstens auf ein Bienennest hoffen. Umso stärker war unser Verlangen auf Zucker geeicht, denn die Süße verhieß Energie. Und wenn man ein Tier erlegte, aß man nicht wie heute um das Fett drumherum, im Gegenteil, das Fett war als Energielieferant das Allerwichtigste. Nur leider war an den ewig flüchtenden Wildtieren nicht so viel davon dran wie an den Zuchttieren, die heute meist still stehen. Auch ein starkes Verlangen nach Fett hat uns damals beim Überleben geholfen. Ein starkes Verlangen nach Vitamin C hingegen brauchten wir nicht, denn dessen Aufnahme ließ sich bei damaliger Kost sowieso kaum vermeiden. Nach süß und fettig verlangt es uns also. Beides kommt in der Natur niemals zusammen vor. Tiere sind nicht süß, Früchte nicht fettig. Aber dann, viele, viele Jahre später, kam der Käsekuchen. Oder das Speiseeis. Oder Mousse au Chocolat. Darin kam beides zusammen, Zucker und Fett, ohne Pflanzenfasern oder Tierknorpel, die beim Essen irgendwie hinderlich sein könnten. Deshalb sind diese Speisen so befriedigend und machen so süchtig. Und der erfahrene Konditor fügt ihnen auch noch eine Prise Salz hinzu, denn auch Salz war knapp in der Umwelt unserer evolutionären Angepasstheit, und auch ein starkes Verlangen danach haben wir. Der Käsekuchen wäre ein Wunder für Jäger und Sammler, deshalb richtet er heute so viel Schaden an in einer Welt, in der nicht mehr Knappheit, sondern zumeist Überfluss herrscht.

Die Erfinder von Käsekuchen, Speiseeis und Schokomousse dachten nicht darüber nach, welche evolutionär geformten Bedürfnisse der Mensch hat und wie man in einer einzelnen

Speise möglichst viele von ihnen überbefriedigt. Sie haben wohl einfach per selbstlosem Selbstversuch die Bedürfnisbefriedigung durch Süßspeisen erprobt, ohne dabei Theorien der menschlichen Evolution zu konsultieren. Der Schamane jedenfalls macht ganz Ähnliches wie diese frühen Süßspeisenköche. Er rührt zusammen, was die Bedürfnisse der Kranken möglichst gut erfüllt. Und auch er weiß nicht, dass er auf evolutionär geformte Bedürfnisse des Menschen zurückgreift, um sie spektakulär zu erfüllen. Er steckt ja selbst in diesem Glaubenssystem und kann sein Spektakel nur so glaubwürdig verkaufen, weil er selbst daran glaubt. Durch seine körperliche Besonderheit, etwa den elften Finger, sehen die anderen ihn als außergewöhnlich. Er wächst also auf in einer Umgebung, die ihn als außergewöhnlich betrachtet. Er lebt in einer Gesellschaft, die glaubt, dass ein einjähriges Eremitenleben ihn zum Schamanen macht, und so glaubt er selbst natürlich auch daran, dass sich in diesem Jahr eine Wandlung vollzieht. Er lernt bei einem Schamanen, an dessen Fähigkeiten und Methoden er glaubt. Da ist kein Betrug im Spiel. Das kulturelle Phänomen des Schamanismus hat sich geformt und blieb lange erhalten, dadurch, dass es die sozialen Bedürfnisse des kranken Menschen so hervorragend erfüllen konnte. Wobei man gar nicht in der Vergangenheitsform sprechen muss, denn das Gleiche gilt noch heute, nicht nur bei zeitgenössischen Schamanen, sondern auch in der modernen Medizin.[2]

Hier soll es doch nicht etwa darum gehen, dem modernen Mediziner Quacksalberei zu unterstellen? Nun, das nicht, aber auch heutzutage müssen durch gewisse Formen des Spektakels die Bedürfnisse des Patienten befriedigt werden, damit die moderne Medizin ihren Lauf nehmen kann. Es gibt also viele Parallelen zwischen dem Arzt heute und dem Schamanen einst. Ein paar werden vielleicht bei der Beschreibung des Schamanen schon aufgefallen sein. Der Schamane ist übermenschlich – moderne Mediziner bezeichnet man auch als »Halbgötter in Weiß«. Natürlich sind körperliche Abnormitäten nicht Zugangskriterium für die medizinische Laufbahn. Das zeitgenössische Glaubenssystem bezieht sich ja auch nicht auf flüchtige Geister, sondern auf rationale Wissenschaft. Für so etwas kann man nur die klügsten Köpfe gebrauchen, und deshalb ist auch der Numerus clausus für Medizin meist der strengste. Dann folgt das Physikum, um noch einmal kräftig auszusieben. So zeigt man, dass nur Besondere durchkommen. Und jene, die durchkommen, dürfen sich besonders fühlen. Ob Einserschüler die besten Ärzte sind, ist fraglich, aber die strenge Zugangskontrolle erzeugt zumindest bei Zugelassenen, Abgewiesenen und Außenstehenden den Eindruck, dass die Zugelassenen etwas Besonderes sind. Dann geht es weiter mit dem eng getakteten Studium, und es folgt die praktische Ausbildung im Krankenhaus mit höchsten Wochenarbeitszeiten in unangenehmsten Schichten. Übermenschlich wieder, ein steiniger Weg, den kaum jemand gehen will und der den Famulus zu einem anderen Menschen macht. Bei Abschluss ist er nicht mehr ein beliebiges Gesicht in der Menge der Schaulustigen, das sich nach vorne mogelt, um einen Blick auf den Unfall zu erhaschen, nun heißt es: »Lassen Sie mich durch! Ich bin Arzt!« Im Klinik- oder Praxisalltag trägt der Arzt einen weißen Kittel, der auf das Labor und also die Wissenschaft verweist. Der Schamane trägt eine Verkleidung, die auf die Geisterwelt hindeutet. Jeder hat eben sein eigenes Glaubenssystem.

Wenn es um spektakuläre Behandlungen geht, hat sich in der Medizin seit dem Schamanismus einiges getan. Wo der Schamane noch die Daunenfeder im Mundraum versteckte und sie blutig ausspuckte, um zu zeigen, dass er das Unheil aus dem Körper gesogen hat, da schneidet man Patienten heute tatsächlich auf und kann ihnen nach dem Erwachen den Übeltäter Blinddarm in einer Nierenschale präsentieren. Und das heißt natürlich alles nicht, dass Medizinfakultäten sich nicht die besten Studenten aussuchen sollten, dass Medizinabsolventen nicht eine harte praktische Ausbildung brauchen, dass weiße Kittel nicht als Uniform getragen werden dürfen und dass Operationen bloß oberflächliches Spektakel sind. Es geht nur darum, die Aufmerksamkeit darauf zu richten, dass moderne Medizin nicht bloß die diskrete Manipulation der Physis ist, die sie vorgibt zu sein, sondern dass noch sehr viel Performance dazugehört, die man für selbstverständlich nimmt. Diese Performance ist notwendig, weil sie den Patienten sofort befriedigt, wo die Wirkung der Behandlung noch lange auf sich warten lassen wird.

Am besten wissen das die Produzenten von frei verkäuflichen medizinischen Hilfsmitteln. Die gängigen Mundspülungen etwa haben einen penetrant frischen bis unangenehm beißenden Geschmack. Sogleich bekommt der Spülende die Rückmeldung, dass hier im Mund was passiert, dass nämlich die muffigen Bakterien weggefrischt, weggeflammt, weggebissen werden.[3] Dabei hat der Geschmack der Mundspülung gar nichts mit deren antibakterieller Wirkung zu tun. Der Geschmack ist nur für das subjektive Erleben des Menschen da, ein Spektakel, das ihn spülend bei der Stange hält und ihn immer wieder die Mundspülungsflasche zur Kasse tragen lässt, obwohl tatsächliche Erfolge sich erst viel langfristiger zeigen, wenn dann etwa das Zahnfleisch seltener blutet und der Zahnarzt seltener bohrt.

Orthopäden mit der entsprechenden Zusatzausbildung können dem durchschnittlichen Rückenschmerzpatienten mehr bieten als die Aufforderung, weniger zu sitzen, mehr Sport zu treiben und sich zu dehnen. Sie betasten die Wirbel, berichten, dass da etwas am falschen Platz sei, bitten den Patienten auf die Liege, greifen kräftig zu und lassen die Knochen knacken. Der Patient hört, wie die verkanteten Knochen wieder an der richtigen Stelle einrasten. Befriedigt ist er nun und fühlt sich gleich etwas besser und wird dem Doktor vielleicht im Gegenzug den Gefallen tun, die Übungen zumindest zu erwägen, die er ihm auf einem Zettel mitgegeben hat. Der Doktor hat was drauf, der Doktor kümmert sich, und deshalb höre ich auch auf seine Anweisungen.

Die Performance hat also ihren Zweck für das Funktionieren einer Behandlung, sie sorgt dafür, dass der Patient das Ganze überhaupt mitmacht. Aber so ein Blick auf das Drumherum der Medikamentengabe müsste schon arg verbohrt sein, wenn er die Bedeutung und das Zwischenmenschliche bloß als Beiwerk der Behandlung sieht. Denn hier wird natürlich nicht nur die Kooperation des Patienten mit dem Arzt ermöglicht, sondern hier werden die entscheidenden Bedürfnisse der Kranken befriedigt. Hier wird die erste Besserung hervorgerufen, weil auf die Signalsymptome eine überzeugende Antwort gegeben wird: menschliche Zuwendung und bedeutsame Behandlung. Die zweite Hälfte der Heilung ist es, die als Erste wirksam wird. Und durch diesen Anfangserfolg bereitet sie auch den Weg für alles Weitere, etwa die Wirkung eines Antidepressivums, die erst langsam einsetzt, oder den positiven Effekt von Sport auf Rückenschmerzen, der naturgemäß allmählich eintritt. Vom Spektakel her sind moderne Ärzte und einstige Schamanen also gar nicht so unähnlich. Nur stehen den Ärzten heute natürlich viel mehr wirksame Behandlungen zur Verfügung. Und das ist dann natürlich schon ein ganz beträchtlicher Unterschied.

LINDERNDER SCHWINDEL

WIR MÜSSEN ABER die Kirche im Dorf lassen. Es gibt zwei Mechanismen der Genesung – einerseits über die spezifische Wirkung, andererseits über die Behandlung und Zuwendung als Botschaft. Aber so wie die Wirksamkeit des einen begrenzt ist – es gibt nicht für alle Krankheiten ein wirksames Heilmittel –, so ist es auch die des anderen, wenn auch ganz anders. Nicht immer und selten ausschließlich dienen Symptome als Signale und lassen sich dementsprechend von einer Behandlungsbotschaft lindern. Die andere Hälfte der Heilung ist manchmal alles, manchmal nichts und meistens irgendwas dazwischen. Sie ist wirkungsvoll bei Schmerz und Schwellung, aber wirkungslos bei Krebs und Knochenbruch. Warum das so ist? Weil das eine Signale des Körpers sein können, das andere aber nicht.

Damit etwas als Signal zu gebrauchen ist, muss es unter der Kontrolle des Körpers stehen, und das gilt für die meisten Symptome – wir haben das zu Beginn des Buches betrachtet. Der Knochenbruch ist zwar kein Symptom, er kann aber zu Symptomen führen, wie eben Schmerz und Schwellung. Schmerz und Schwellung ermöglichen einerseits die Verheilung des Knochens, andererseits sind sie Signale an die Umwelt, dem Verletzten zu helfen. Kommt diese Hilfe, können auch die Symptomsignale abklingen. Da ist sie, die andere Hälfte der Heilung. Wächst deswegen aber der Knochen schneller zusammen? Nicht unmittelbar. Wenn der Verletzte von seinen Aufgaben befreit, mit Nahrung versorgt und ihm eine ruhige Umgebung geschaffen wird, dann kann dies natürlich zur Heilung des Knochens beitragen. Die Ressourcen im Körper des Verletzten können so voll und ganz für die Reparatur des gebrochenen Knochens eingesetzt werden. Aber Zuwendung an sich lässt den Knochen natürlich nicht schneller zusammenwachsen.

Ebenso ist Krebs an sich kein Signal, denn er steht nicht unter der Kontrolle des Körpers, außerdem ist er in vielen Fällen von außen nicht erkennbar. Die andere Hälfte der Heilung kann nur auf Symptome wirken, aber nicht auf die vom Körper nicht kontrollierte Ursache. Schmerzen etwa sind Signale der Hilfsbedürftigkeit, die heruntergefahren werden können, wenn die Hilfe eintrifft. Der Tumor schrumpft deshalb nicht. Natürlich ist es keine Nebensache, wenn die Schmerzen einer Krebserkrankung zurückgehen oder die Übelkeit von der Chemotherapie, aber man sollte die Grenzen der Wirksamkeit von Zuneigung, Sinn und Pflege klar erkennen.

Es gibt also Krankheiten, nämlich all jene, die eine medizinisch nachweisbare Ursache haben, bei denen die andere Hälfte der Heilung eine wichtige Ergänzung ist zur spezifischen Behandlung – aber eben auch nur das. Sie darf eine spezifische Behandlung niemals ersetzen.

Und dann gibt es Leiden, bei denen die andere Hälfte der Heilung alles ist. Das sind Erkrankungen, die man häufig harmlos nennt, weil sie das Leben nicht verkürzen und am

Körper keinen sichtbaren Schaden hinterlassen. Sie beeinträchtigen aber die Lebensqualität derer, die unter ihnen leiden, und zwar oft beträchtlich. Darüber hinaus sind sie häufig.[1] Dabei gehören sie eigentlich zu einer Restekategorie. Die meisten Menschen, die ihren Hausarzt aufsuchen, klagen über irgendein Unwohlsein, der Bauch, der Kopf, die Beine, zu müde, zu überdreht, irgendetwas. Und wenn der Arzt sie dann untersucht, findet er keine körperliche Ursache.[2] Aber der Patient lügt ja nicht, tatsächlich ist ihm unwohl, und der Bauch tut weh – nur findet der Arzt keinen Fehler im System, den er behandeln könnte. Das ist natürlich einerseits eine viel bessere Nachricht als eine dramatische Diagnose. Andererseits kann es zu einem Problem führen. Der Arzt kann sagen: »Ich kann nichts finden!« Das kann den Patienten entweder beruhigen oder aber unbefriedigt lassen: Er kann nichts finden, er hat keine Erklärung, also muss ich weiterziehen zu einem Arzt, der etwas finden kann, der mir eine Erklärung bietet. Oder der Arzt könnte sagen: »Sie haben nichts!« Das könnte den Patienten beruhigen, oder aber er könnte sich abgelehnt fühlen: Der Arzt nimmt mein Leiden nicht ernst, er hält mich für einen Simulanten. Ich muss mir einen anderen Arzt besorgen, der mein Leiden anerkennt.

Der Arzt könnte auch die Tatsache, dass er nichts weiß und nichts tun kann, in einfühlsamere Worte kleiden: »Es kommt vor, und es ist völlig normal, dass man sich manchmal in seinem Körper nicht wohlfühlt, dann hat man Schmerzen, dann ist einem übel. Aber das ist nur so eine Laune des Körpers, eine Krankheit steckt meist nicht dahinter. Das ist doch eine gute Nachricht! Aber es heißt auch, dass ich Ihnen nun nichts verschreiben kann. Machen Sie sich also keine Gedanken,

Ihr Unwohlsein wird schon vorübergehen.« Der Patient wird nun womöglich lächeln, weil er die Freundlichkeit des Arztes schätzt, aber trotzdem klafft da eine Lücke zwischen dem, was er erwartet hat, und dem, was er bekommt. Er wollte eine Erklärung für sein Unwohlsein, bekam aber keine. Er wollte eine Anerkennung seines Unwohlseins durch eine Diagnose; er wollte also die Botschaft bekommen: »Dein Leiden hat sein anerkanntes Plätzchen in unserem Katalog der Krankheiten!« Und dann wollte der Patient etwas verschrieben bekommen, das gegen sein Leiden helfen soll, denn damit wird doch ein Arztbesuch üblicherweise beschlossen, so wie der Kirchgang mit dem Segensspruch. Das hat er alles nicht bekommen. Aber es ist bestimmt besser als bei den vorherigen Varianten, denn zumindest hat er das Gefühl, dass er vom Arzt für voll genommen wird, dass sein Leiden nicht bloß Ablehnung erfährt. Und vielleicht überzeugt ihn ja auch wirklich die Botschaft des Arztes, sich weiter keine Gedanken zu machen und abzuwarten, bis sicher bald Besserung eintritt.

Der Arzt könnte auch sagen: »Es ist eindeutig, Sie leiden an einer Befindlichkeitsstörung, das kann am Stress und an der Ernährung liegen. Sie sollten in nächster Zeit keinen Alkohol trinken, den Kaffee reduzieren, und ich schreibe Ihnen dann noch Tropfen auf, die nehmen Sie dreimal täglich.« Nun hat der Patient alles, was er will. Er bekommt eine Erklärung geliefert, Stress und Ernährung. Er bekommt eine Diagnose, das Versetzungszeugnis der Schulmedizin. Er bekommt Handlungsanweisungen des Arztes und dann auch noch ein Medikament verschrieben. Er bekommt alles, was man von einem Arztbesuch erwartet, sein Bedürfnis nach Hilfe und Heilung ist fürs Erste befriedigt, und vielleicht geht es ihm auf der

Stelle schon ein gutes Stück besser. Könnten die Symptome vielleicht keine innere Ursache gehabt haben, aber den äußeren Zweck, Hilfe zu motivieren? Dann würden diese Symptomsignale natürlich zurückgehen, sobald das gesellschaftlich anerkannte Komplettpaket der medizinischen Hilfeleistung übergeben wird.

Zunächst mal ist doch die Frage, was dieser Arzt anders gemacht hat als die anderen. Wieso fand er Diagnose und Ursache, wieso konnte er Anweisungen geben und Arznei verschreiben? Nun, weil er in der Weltsicht des medizinischen Modells ganz einfach gemogelt hat. Er wusste genauso wenig wie die anderen Ärzte, aber er gab dem Unwohlsein einen gelehrt klingenden Namen, der schon fast wie eine Erklärung klingt. So wie bei der Durchsage im ICE: »Wir haben nun eine Verspätung von 20 Minuten aufgrund einer Verzögerung im Betriebsablauf.« Ach deswegen! Dann gab der Arzt Ursachen vor, die selten falsch sind. Wer würde denn nicht Ja sagen, wenn jemand fragt, ob man Stress hat? Schließlich gibt es ganz verschiedene Formen von Stress, selbst Langeweile kann ja stressig sein. Wer könnte denn nicht, Hand aufs Herz, sich noch etwas besser ernähren, als er es ohnehin schon tut? Schließlich gibt es so viele Schulen der guten Ernährung, die völlig unterschiedlicher Ansicht sind; vielleicht macht man aus veganer Sicht alles richtig, aber damit aus Low-Carb-Sicht alles falsch! Dann bittet der Arzt, keinen Alkohol und weniger Kaffee zu trinken, schaden wird das nicht. Und schließlich verschreibt er noch Tropfen. Wahrscheinlich ist es ein homöopathisches Präparat, denn der Arzt weiß, dass diese Medikamente keine spezifische Wirkung haben und eben deshalb auch nicht schädlich sind. Einzig der enthaltene Alkohol widerspricht etwas der verordneten Abstinenz, aber das fällt sicher nicht auf.

Der Arzt bietet dem Patienten also das volle Programm eines Arztbesuches, auch wenn im engeren Sinne des wissenschaftlichen Medizin-Modells gar nichts zu behandeln war und auch gar nichts behandelt wurde. Es gab keine Diagnose einer spezifischen Störung und kein spezifisches Medikament dagegen, die andere Hälfte der Heilung hingegen ist weitgehend komplett. Für den Patienten fühlt diese Variante sich vermutlich am besten an, denn er bekommt alles, was er will. Wenn der Patient aber, dem Glauben an körperliche Ursachen für subjektives Leiden verbunden, bemerken würde, dass hier weder spezifische Störung noch Wirkstoff im Spiel ist, wäre der Patient wohl enttäuscht. Und der Arzt mag sich von vornherein nicht wohl damit fühlen, dem Patienten etwas mehr zu bieten, als im gängigen Medizin-Modell angebracht wäre. Und von außen betrachtet ist es doch wohl moralisch falsch, den Patienten in die Irre zu führen – auch wenn es ihm nicht schadet und sogar nützt. Und abseits der Ethik ist es auch aus pragmatischen Gründen ein Problem, die Vertrauensbasis zwischen Arzt und Patient so einem Risiko auszusetzen. Kann ein Patient so das Vertrauen in den Arzt verlieren, oder wird er gerade besonderes Vertrauen entwickeln, weil die Fürsorge des Arztes nicht an den Grenzen des Medizin-Modells Halt macht? Man merkt, Kommunikation ist für den Arzt eine schwierige Aufgabe, oft sogar ein ethisches Problem.

Betrachten wir nun noch mal, was Patienten möglicherweise machen, die von ihrem Arztbesuch nicht das bekamen, was sie erwarteten. Sie werden wohl weiterziehen zu einem anderen Arzt, aber dieser Arzt wird sie womöglich auf eine ähnliche Art enttäuschen. Und beim übernächsten wird es vielleicht wieder passieren. Irgendwann suchen sie dann nach einer Alternative. Vielleicht waren sie schon immer von chinesischer Heilkunst fasziniert, von Handauflegen oder Homöopathie. Dort treten sie dann Heilern gegenüber, die nicht dem Modell der Schulmedizin verpflichtet und verbunden sind. Sie finden eventuell eine Deutung für jedes Unwohlsein, weil sie nicht an das wissenschaftlich Erwiesene gebunden sind. Und auch ihr Glauben an das, was sie tun, ist nicht von wissenschaftlicher Überprüfung begrenzt. Wenn der Schulmediziner ein homöopathisches Medikament verschreibt, dann weiß er, dass es wirkungslos, dass es bloß ein Placebo ist, und wird sich dieses kleinen, vielleicht guten, vielleicht nötigen Betruges bewusst sein. Der Homöopath hingegen glaubt ja an seine Mittelchen, er kann sie überzeugt verschreiben und muss aus seiner Sicht nicht mal dabei lügen. Wir haben ja schon betrachtet, wie wichtig die Überzeugung des Behandlers ist. Und aufgrund dieser Flexibilität ist diese Alternativ- oder Komplementärmedizin so eine gute Ergänzung zur Schulmedizin. Sie kann all denen den Wunsch nach Behandlung erfüllen, die im Denkmuster der Schulmedizin nicht behandelt werden müssen und können. Sie trotzdem zu behandeln ist ja so lange unbedenklich, wie die Alternativbehandlung nicht schädlich ist, ein paar Nädelchen in der Haut, ein paar Zuckerkügelchen, eine aufgelegte Hand, harmlos. Aderlass und Exorzismus sind glücklicherweise selten geworden.

Auch wenn man anerkennt, dass etwa Akupunktur und Homöopathie nicht besser wirken als Placebos, könnte man also ein gutes Argument dafür anführen, warum die Kosten dieser alternativen Heilverfahren trotzdem von den Krankenkassen übernommen werden sollten. Sie liefern nämlich das, was die Schulmedizin immer weniger bieten kann: Zuwendung, Anerkennung, Sinn. Aber in dieser Diskussion gäbe es natürlich noch viele andere Argumente zu berücksichtigen, wenn dieses eine auch ziemlich wichtig ist. Mitunter entscheidend ist, welches Menschenbild man vertritt, ob man sich einen mündigen Menschen vorstellt, der eigenständig richtige Entscheidungen trifft, oder ob man den Menschen per Gesetz und Verordnung vor unmündigen Entscheidungen schützt, sich etwa unter die Hände einer Heilerin zu begeben, deren Heilmittel nach wissenschaftlichen Standards wirkungslos sind.

Damit kommen wir an einen ganz wichtigen Punkt. Ja, alternative Heilverfahren können eine gute Ergänzung sein zur Schulmedizin, aber nicht mehr. Sie sollen zur Gesundung beitragen, indem sie eine Seite der Heilung berücksichtigen, die in der Schulmedizin zu häufig beiseitegeschoben wird, aber sie dürfen nicht von spezifisch wirksamer Schulmedizin abhalten. Solche Erkrankungen, die von der Schulmedizin sinnvoll behandelt werden können, müssen von der Schulmedizin behandelt werden, nicht von den dehnbaren Denkschulen ohne spezifische Wirkung. Da ist es praktisch, wenn ein Schulmediziner gleich noch alternative Methoden im Programm hat. Am häufigsten ist das in Deutschland bei Orthopäden der Fall, denn diese Mediziner haben den härtesten Gegensatz von Theorie und Praxis zu ertragen.[3] In der Ausbildung lernen sie den Menschen als Meisterwerk der Ingenieurskunst kennen, als Verbund von Streben und Stoßdämpfern, Kugelgelenken und Scharnieren, mit seinen mechanischen Anfälligkeiten. In der Praxis dann treffen sie hauptsächlich auf Patienten, zu deren Beschwerden keine passende mechanische Fehlfunktion zu finden ist oder deren Beschwerden abklingen, ohne dass der vermutete Fehler behoben ist. Hier warten Aufgaben, die im Denkmodell nicht vorgesehen sind. Da ist es gut, eine andere Methode in petto zu haben, Akupunktur etwa, die dem Arzt in so einem Fall aus der Patsche hilft. Und dabei natürlich auch dem Patienten.

Die zweite Hälfte der Heilung kann die erste nicht ersetzen, sondern nur ergänzen, nicht als seltener Bonus, den man sich gerne spart, sondern verlässlich, damit die Heilung komplett ist. Die Alternativen erfüllen einen Zweck, solange sie bloß Alternativen bleiben und Patienten keine wirksame Medizin vorenthalten. Und wenn Zeit und Zuwendung in der Schulmedizin wieder eine größere Rolle bekämen, würde der Markt für all die alternativen Verfahren schrumpfen.

DRITTER TEIL

MENSCHENMEDIZIN

PRÄHISTORISCHE PERSPEKTIVE

W̶AS HABEN WIR über die Länge dieses Textes für ein Bild entworfen? Der Mensch unterscheidet sich von anderen Tieren durch seine besondere Prosozialität, also seine Hilfsbereitschaft, seine Großzügigkeit, seine Kooperationsbereitschaft.[1] Durch diese Prosozialität schaffen die Menschen einander eine Umwelt, die sich sehr von der Umwelt anderer Tiere unterscheidet. Wenn Tiere Symptome von Verletzung und Krankheit zeigen, dann wird diese offensichtliche Schwäche ausgenutzt, etwa von Rivalen und Fressfeinden, oder sie bringt ihnen andere Nachteile, wie etwa schwindende Attraktivität als Kooperations- oder Sexualpartner. Das kann auch einem Menschen widerfahren. Wahrscheinlicher ist jedoch, dass ihm Entlastung von seinen Tätigkeiten, Versorgung, Unterstützung und Behandlung zuteilwerden. Menschen helfen bei Krankheit und Verletzung, wenn sie beim anderen Anzeichen dafür entdecken.[2] Die kompetitivere soziale Umwelt von Tieren stellt andere Anforderungen als die prosoziale Umwelt der Menschen.

Vielleicht würden wir weniger unter Schmerzen, Krankheit, Depressionen leiden, wenn unsere menschliche Umgebung nicht so hilfsbereit wäre. Wenn die Hilfsbereitschaft zum Wesen des Menschen gehört, gehört die Hilfsbedürftigkeit als Konsequenz ebenfalls zu seinem Wesen. Wobei das eine natürlich nicht vor dem anderen da war, sondern beides sich im beständigen Wechselspiel gegenseitig bedingte, wahrscheinlich ausgehend von der Fürsorge, wie sie nicht nur Menschen für ihre kleinen Kinder, sondern auch andere Tiere für ihren jungen Nachwuchs zeigen.[3]

Mit diesem Wissen um Krankheit als Kommunikation, um die Einbettung von Grippe, Beinbruch, Schwangerschaft im sozialen Gefüge der Menschen, können wir besser verstehen, wie unser Leiden funktioniert und warum Placebos manchmal wirken.

Diese Erkenntnis könnte nun dazu verleiten, Patientenbetrug als legitime Behandlungsmethode einzuführen, und tatsächlich sind manche Wissenschaftler dieser Ansicht. Das ist aber ein Holzweg. Die zentrale Erkenntnis ist viel interessanter und macht sich von der Lüge des Placebos unabhängig: Alles zählt – Kommunikation, Bedeutung, Menschlichkeit, nicht bloß die paar Milligramm Wirkstoff in Pillen, Tropfen oder Salben.[4] In den Menschen ist ein besonderes Verlangen nach Unterstützung angelegt, besonders, wenn sie sich im Modus der Krankheit befinden. Sie wollen eine Anerkennung ihrer Krankheit, die Erklärung bietet. Sie wollen eine Behandlung von Menschen, nicht von Maschinen, weil sie sich daran über Tausende Jahre angepasst haben. Sie wollen eine Behandlung, die einen Sinn ergibt in ihrem jeweiligen Glaubenssystem. Und die Symptome sollen die Überzeugungsarbeit leisten, dass sie all dies bekommen.

In der heutigen medizinischen Welt, in der uns glücklicherweise so viel mehr Mittel effektiver Behandlung zur Verfügung stehen, kommt die andere Hälfte der Heilung, die sich um Erklärung und Bedeutung dreht, um Anerkennung und menschliche Fürsorge, leider zu kurz. Eigentlich ein logischer Gedanke, denn was braucht es heute langwierige Fürsorge, wo ein kurzer Eingriff das zugrundeliegende Problem schnell löst. Das Phänomen effektiver Medizin, hilfreicher Apparate und großartiger Behandlungsmethoden ist jedoch ein recht neues. Es ist nicht lange her, da konnte ein gebrochener Knochen nicht einfach verschraubt, eine bakterielle Entzündung nicht einfach mit Antibiotika gestoppt werden. Wir Menschen sind über Tausende Jahre an eine andere Form der Heilung angepasst worden, wir haben so fest verankerte Bedürfnisse, die von der modernen Medizin nicht erfüllt werden, gerade weil sie Krankheitsursachen so effektiv behandeln kann wie noch nie.

Das Zwischenmenschliche ist somit nicht bloß schmückendes Beiwerk einer effektiven Behandlung, althergebrachte Folklore als Rahmen des frischesten Fortschritts, es ist ein Bedürfnis des kranken Menschen, dessen Befriedigung zur Genesung genauso erforderlich ist. Betrachten wir, was dies bedeutet für die Verbesserung unseres Gesundheitssystems jetzt und für die Entwicklungen in der Zukunft.

GESÜNDERE GEGENWART

WIR WÜNSCHEN UNS bahnbrechende Methoden, neue Behandlungen, neue Wege der Diagnose, das noch nie Dagewesene. Gleichzeitig brauchen wir eine Medizin, die sich den Bedürfnissen widmet, die seit Urzeiten im Menschen angelegt sind. Beiden Wünschen sollte man entsprechen, beide Ziele versprechen Fortschritt. Medizinischer Fortschritt heißt somit nicht nur, neue Wirkstoffe oder Mittel der Diagnose zu entdecken, sondern auch, die evolutionsbiologisch angelegten Bedürfnisse des Menschen in der medizinischen Praxis besser zu verstehen und zu befriedigen. Wir können unser Wissen über die frühere Umwelt unserer evolutionären Angepasstheit nutzen, um zu erkennen, wie wir in der modernen Medizin dem evolutionär geformten Wesen des Menschen besser gerecht werden können.

Stellen wir uns also die übersichtliche Welt einer Jäger-und-Sammler-Gesellschaft vor. In diesem Umfeld bekommt jeder sofort mit, dass da jemand schon tagelang nicht mehr isst, nicht mehr tanzt oder nicht mehr schäkert. Würde nun eine Ärztin mit in dieser Gruppe leben, sie würde sofort das Leiden des Kranken erkennen. Sie könnte die entbehrungsreichen Verhaltensänderungen über einen langen Zeitraum beobachten. Vor ihrem Blick summierten sich die Kosten, die der Kranke durch seine Einschränkungen zu tragen hat und die viel zu hoch sind, als dass man das Leid des Kranken einfach so abtun könnte. Tatsächlich ist die Ärztin aber nicht die Angehörige einer Jäger-und-Sammler-Gruppe, sondern hat ihre Praxis in der Großstadt und sieht ihre Patienten nur zehn Minuten bei jeder Konsultation. Und in diesen zehn Minuten können die Patienten noch so appetitlos, so zurückgezogen, so eingeschränkt sein, in dieser kurzen Zeit häufen sich niemals so viele Kosten an, dass die Tiefe ihres subjektiven Leidens tatsächlich ausgedrückt werden kann.

Zehn Minuten leiden ist ein schwaches Signal, zehn Stunden schon stärker, zehn Tage zu leiden lässt keine Zweifel offen. Die Signalstärke kommt mit der Dauer, weil damit die Kosten steigen, die der Botschaft des Leidens Nachdruck verleihen. Und dies funktioniert wie gesagt alles ganz wunderbar in der übersichtlichen Jäger-und-Sammler-Umgebung, an die wir angepasst sind mit unseren Symptomsignalen und unseren Glaubwürdigkeitsurteilen. Die zehn Minuten, die heute eine Kranke mit dem Heiler hat, reichen kaum, um das Leiden auszudrücken und um ausreichend Anerkennung und Zuwendung zu empfangen. Wir wollen nicht zurück in die eng verzurrte Kleingruppe mit all ihrer Unfreiheit, in der wir Menschen die meiste Zeit unserer Speziesgeschichte verbracht haben. Ein Stück weit sollten wir aber doch versuchen, deren Vorzüge nachzubilden, etwa um dem kranken Menschen eine adäquate Antwort auf seine Bedürfnisse zu geben.

In der heutigen Gesellschaft wäre die langfristige Beziehung zu einem Arzt oder einer Ärztin die beste Möglichkeit, eine Atmosphäre von Vertrauen und Glaubwürdigkeit zu schaffen, in der die Patienten sich anerkannt fühlen und die Ärzte bei ihrer Tätigkeit Sinn empfinden. Die vertrauensvolle Beziehung zwischen Arzt und Patient ist an sich schon eine Behandlung, die ob der sozialen Natur des Menschen indiziert ist. Vertrauen zwischen Arzt und Patient ist wichtig, um für ein Leiden Anerkennung zu finden, aber die vertrauensvolle Umgebung ist auch wichtig, um sich dieses Leiden überhaupt eingestehen zu können. Denn wie wir erfuhren, ist unsere Gesundheit nicht das vorderste Ziel der Evolution und des Denkens, Fühlens und Handelns, das sie in uns angelegt hat. Aus unserer subjektiven Sicht hingegen würden wir Gesundheit an die erste Stelle setzen. Aber dies müssen wir uns erst ermöglichen.

Aufgrund evolutionär geformter Prioritäten gibt es viele Situationen, in denen die Gesundheit hintangestellt wird, denn mögliche Hilfeleistung beim Anzeigen von Schwäche hin oder her, in sehr vielen Fällen ist Schwäche einfach Schwäche, Hilflosigkeit einfach Hilflosigkeit, und die Nachteile für die evolutionäre Fitness dieser offensichtlich nicht wünschenswerten Zustände überwiegen ganz einfach die Vorteile. Wir haben bereits andere Tierarten betrachtet, die jedes Anzeichen von Schwäche zu einem beliebten Opfer von Fressfeinden macht, ihre Attraktivität für Sexual- und Kooperationspartner senkt und sie zum leichten Gegner werden lässt für einen Konkurrenten, der in der Dominanzhierarchie aufsteigen will. Und auch wenn Menschen noch so eine großzügige und zuvorkommende Spezies sind, trotzdem gibt es Wettkampf und Konkurrenz auch zwischen ihnen. Und wenn man in solchen Situationen Schwäche zeigt und Hilfsbedürftigkeit, bekommt man vielleicht Nachsicht und Unterstützung, hat aber trotzdem den Wettkampf verloren, sich nicht durchsetzen können. Und dieser Faktor, nämlich dass Schwäche nachteilig sein kann, wirkt auch der Kommunikation von Krankheit entgegen und schränkt die Spanne der Beschwerden ein, bei denen überhaupt Hilfe gesucht wird.[1]

Wird man plötzlich unattraktiv durch das Vortragen von Beschwerden, sollte man es besser lassen. Und sind die Beschwerden nur klein, sollte man sie vielleicht besser für sich behalten. Erst wenn Probleme so gravierend sind, dass die Hilfe der anderen mehr Nutzen verspricht, als man durch das Eingeständnis von Schwäche Kosten hat, sollten die Symptomsignale durch den Beton der Verpflichtungen dringen. Ob wir Schmerzen empfinden und zeigen, ob wir uns krank fühlen und krank erscheinen, hängt also nicht nur davon ab, was in unserem Körper vorgeht, sondern auch davon, welchen Nutzen und welche Kosten der Ausdruck oder die Verheimlichung in der jeweiligen Situation erbringen und wie diese spezifischen Situationsfaktoren die unbewusste Prioritätensetzung in uns beeinflussen.

Ständiger Stress, keine Pause vom Konkurrenzdenken oder keine Auszeit vom Pflichtgefühl, anderen zu helfen, all dies kann die eigene Gesundheit und das Empfinden von Krankheit und Schwäche in der Prioritätenhierarchie abrutschen lassen. So können Probleme übersehen werden, bis sie sich ins Unausweichliche verschlimmern. Der Leidensdruck kann sich immer weiter steigern, um in der Prioritätenhierarchie aufzusteigen. Da wäre es wünschenswert, wenn die verlässliche Beziehung zu Arzt oder Ärztin eine Insel des Vertrauens ist inmitten des Meeres von Pflichten und Wichtigkeiten, eine Insel, auf der man seine Schwächen offenbaren kann.

Eine vertrauensvolle Beziehung zwischen Arzt und Patient erlaubt also die Offenbarung des Leidens, das man verdrängt oder das eine unbewusste Prioritätensetzung nicht ans Licht kommen lässt. Und es erlaubt die Anerkennung für das Leiden, auf das keine körperliche Diagnose passt. Man könnte nun entgegnen, dass Ärzte ihre Zeit besser für schwerwiegendere Fälle verwenden sollten. Aber mit der Offenbarung und der Anerkennung dieser vielleicht noch leichten Leiden lassen sich womöglich die schweren verhindern. Wenn man die Überlastung durch den Job früh offenbart, kann man vielleicht Alkoholismus verhindern. Wenn das Reizdarmsyndrom anerkannt wird, verhindert man vielleicht Verzweiflung und Depression. Alle therapeutischen Begegnungen, die nicht in klarer organischer Diagnose und zielführender Behandlung enden, können wie verschwendete Zeit wirken im materialistisch-medizinischen Denken und in der Abrechnung mit der Krankenkasse. Womöglich ist es aber gerade die Qualität dieser Begegnungen, die gravierende Gesundheitsprobleme verhindert. Möglicherweise ist nichts so effizient, wie sich Zeit nehmen zu können, um die biologisch begründeten sozialen Bedürfnisse des kranken Menschen zu erfüllen, statt der eng umgrenzten Logik der materialistischen Medizin zu folgen.

Wie aber kann so eine vertrauensvolle Beziehung entstehen und aufrechterhalten werden, wo doch das heutige Leben ständige Mobilität und Flexibilität verlangt? In der Liebe kann einen der Partner an den neuen Ort begleiten, das macht ein Arzt wohl nicht. Die meisten Patienten wechseln mit dem Umzug in eine andere Praxis, dabei gäbe es doch die technischen Mittel für eine Fernbeziehung – schließlich will man für gewöhnlich nicht mit seinem Arzt zu Abend essen und danach mit ihm ins Bett.

Die technischen Möglichkeiten des Internets werden aber meist nicht zur Stärkung der Arzt-Patienten-Beziehung herangezogen, sondern zu deren Auflösung. Wenn man die menschliche Zuwendung und das bedeutsame Drumherum einer Behandlung nur als teuren Ballast der spezifischen Methode sieht, dann liegt es natürlich nah, dort zu rationieren. Die Prinzipien der Verhaltenstherapie werden dann einer App einprogrammiert, mit der sich der depressiv Verstimmte anstelle eines menschlichen Therapeuten begnügen soll. Anstatt eines Hausarztbesuches solle man sich schnell bei einem unbekannten Call-Center-Quacksalber eine Diagnose abholen, das sei dann effizient, denn man habe ja Wartezimmerwartezeit gespart, so lauten die aktuellen Vorstellungen. Dabei zeigen Studien, dass die Möglichkeit zur Beziehungsbildung und zu beständigem Austausch gerade den meisten Nutzen aus den digitalen Möglichkeiten holt.

Beverly Green und ihre Kollegen untersuchten, ob Online-Unterstützung zur Besserung der Regulation von Bluthochdruck beitragen kann.[2] Dazu verglichen sie drei Gruppen von Patienten, die jeweils unterschiedliche Betreuung erhielten. Eine Versuchsgruppe besuchte dort einfach die üblichen Kontrolltermine beim Arzt. Einer weiteren Gruppe wurden zusätzlich Blutdruckmessgeräte gestellt, um zu Hause ihren Blutdruck selbst zu überwachen. Außerdem erhielten sie Zugriff auf eine Online-Plattform, wo sie selbstständig etwa ihre Werte überwachen oder sich Anschlussverschreibungen besorgen konnten. Die Angehörigen der dritten Gruppe wurden zusätzlich noch von einem Apotheker betreut, der sich alle zwei Wochen über die Plattform bei den Patienten melden sollte, um den Behandlungsplan zu besprechen, Ratschläge zu geben und Feedback einzuholen. Die Nutzung der Online-Plattform an sich brachte keine Besserung des Blutdrucks gegenüber der herkömmlichen Behandlung. Die stabile Beziehung und der regelmäßige Austausch mit dem Apotheker aber machten einen entscheidenden Unterschied. Die Angehörigen dieser Versuchsgruppe bekamen es wesentlich besser hin, ihren Blutdruck unter Kontrolle zu bringen. Eine sinnvolle Modernisierung der Medizin könnte also darin liegen, nicht die zwischenmenschliche Begegnung von Arzt und Patient durch Automatenkontakte zu ersetzen, sondern die digitalen Möglichkeiten zu nutzen, um die Arzt-Patienten-Beziehung dauerhafter und kontinuierlicher zu gestalten.

Unsere Signalsymptome sind gemacht für das stabile Gruppenleben der Jäger und Sammler, in dem man den Sozialkontakten mit der Gruppe nicht entgehen kann, da man für das Überleben auf die Gruppe angewiesen ist. Wir haben bereits die Signalwirkung von sozialem Rückzug betrachtet und wie dieses Signal heutzutage ins Leere laufen kann. In einer überschaubaren Jäger-und-Sammler-Gruppe ist der Rückzug ein offensichtliches Signal, in der anonymen Großstadt hingegen wird der Leidende durch Rückzug nur umso eher übersehen. In der anonymen Massengesellschaft ist sozialer Rückzug ebenso unsichtbar wie ungewollte Einsamkeit. Einen Nährstoffmangel kann der Arzt im Blutbild nachweisen, entsprechende Ernährungsempfehlungen geben oder Ergänzungen vorschlagen. Einen Freundschaftsmangel kann man in Laborergebnissen noch nicht ablesen, dabei ist Einsamkeit doch giftiger als Alkohol oder Zigarettenrauch. Auch hier kann eine dauerhafte und vertrauensvolle Arzt-Patienten-Beziehung helfen, in der ein Arzt sich auch mal melden kann mit: »Lang nichts gehört, ist alles okay?«< Und in der ein Patient auch die Offenheit wagt zu sagen: »Alles okay, doch allein bin ich schon.«

Doch natürlich ist nicht allein der Arzt verantwortlich, Leiden frühzeitig zu erkennen. Von Amokläufern und Selbstmördern heißt es im Nachhinein oft, dass sie still und unauffällig waren. Sie besuchten etwa noch regelmäßig den Schulunterricht, weil sie nun mal dazu verpflichtet waren, aber ansonsten zogen sie sich zurück. Dieser Rückzug wäre ein starkes Signal in der eng verbundenen Sozialwelt einer Jäger-und-Sammler-Gruppe. In der modernen Umwelt könnte höchstens die Unauffälligkeit des Signals auffällig werden. Unübersehbar sind dann erst der nach außen gekehrte Hass und die Verzweiflung. Mit der menschlichen Umwelt evolutionärer Angepasstheit im Hinterkopf wird man aber erkennen, wie wichtig die Zugehörigkeit zur Gruppe für den Einzelnen ist und was für ein starkes Signal der Rückzug aus dem Gruppenleben einst gewesen ist. Jeder hätte in diesem sozialen Kontext klar mitbekommen, dass jemand dem Gruppenleben fernbleibt. Wir müssen also ein feineres Gespür entwickeln für die Signale, die in der heutigen Umwelt leicht übersehen werden, denn bleiben sie unbemerkt, kann das für den Betroffenen und auch andere schwere Folgen haben. Glücklicherweise könnte auch hier die Technik Abhilfe schaffen.

Je mehr zwischenmenschliche Kontakte über soziale Medien stattfinden, desto schwerer fällt es dem Einzelnen zu erkennen, ob dem anderen etwas fehlt. Bleibt die Nachricht im Messenger unbeantwortet, weil dem anderen die Kontakte über den Kopf wachsen, oder erfasst ihn gerade die Depression, und er lässt alle Kontakte liegen? Während dem Einzelnen dafür der Überblick fehlt, stehen den Social-Media-

Firmen oder dem Smartphone des jeweiligen Users reichlich Informationen zur Verfügung. Da könnten sie doch nicht nur zur Ausnutzung von Konsumvorlieben, sondern auch zur Diagnose sozialer und psychischer Probleme gebraucht werden. Viele benutzen den Schrittzähler in ihrem Handy, um ein Mindestmaß an Bewegung sicherzustellen. Zu den vielen gesunden Schritten gehört aber auch der Schritt auf andere zu. Das Smartphone kann auch hier weiterhelfen. Erste Apps messen, ob der Nutzer noch bei Tageslicht vor die Tür kommt, die Stimmungslage seiner Sprache, die Häufigkeit sozialer Kontakte. Die Aktivität in sozialen Medien kann bereits automatisch analysiert und als Frühwarnsystem genutzt werden, etwa für Suizidabsicht.[3] Wenn unser Sozialleben sich mehr und mehr im Digitalen abspielt, dann ist auch hier erkennbar, wenn unser Sozialleben in ungesunder Art zurückgeht. Und dies hat womöglich sein Gutes, weil soziale Isolation im digitalen Raum besser zu erkennen ist als im analogen Alleinsein und weil in der Anonymität mancher Plattformen Leiden womöglich eher offenbart werden als in der analogen Welt, wo so eine Offenbarung direkt soziale Konsequenzen hätte. Das Smartphone und die sozialen Medien sind fast immer zugegen – ein bisschen wie einst die Jäger-und-Sammler-Gruppe. Doch mit sorgender Beobachtung kann einengende Überwachung einhergehen, in der überschaubaren Jäger-und-Sammler-Gruppe und auf ganz andere Weise in der digitalen Welt. Man muss Freiheit und Verantwortung gerecht werden, auch wenn sie hier mitunter im Widerspruch stehen – eine große Herausforderung.

Neben der Vertiefung und Festigung der Arzt-Patienten-Beziehung sollten auch weitere Beziehungsmöglichkeiten geschaffen werden. Offensichtlicher Bedarf besteht an Psychotherapeuten, in vielen Regionen herrscht Unterversorgung. Lange Wartezeiten lassen hierbei psychische Krankheiten nicht nur lange unbehandelt, die Wartezeit an sich ist wieder eine Zurückweisungserfahrung für den Leidenden, die die Hoffnungslosigkeit noch bestärken kann. Die Vernachlässigung der Psychotherapie ist ein Anzeichen dafür, dass es mit der Akzeptanz nicht körperlicher Symptome noch nicht so weit gediehen ist, wie man glauben könnte. Schließlich wird der ländliche Ärztemangel völlig zu Recht als drängendes Problem erachtet, der allgemeine Psychotherapeutenmangel aber eher am Rande diskutiert. Eine Erweiterung des Denkmodells ist hier gefragt, eine Auflösung dieser Hierarchie der Leiden.

Krankheit ist beim Menschen ein soziales Phänomen, und das Soziale kann wiederum Ursache für Krankheit sein. Aber es ist einfacher, den Menschen als Maschine zu betrachten, die vor allem an Mangelversorgung, Verschleiß, Fehlregulation oder äußeren Störungen krank wird. Diese äußerst hilfreiche Metapher erlaubt der Medizin große wissenschaftliche Fortschritte, doch sie hinterlässt eben jene Hierarchie der Leiden: jene, die in das Bild der Maschine passen, wo also materielle Defekte zu finden sind, haben einen höheren Status, und jene Leiden, die aus dem sozialen Leben rühren oder sich an das soziale Leben richten, haben einen niedrigeren. Daher das krampfhafte wissenschaftliche Bemühen, im Gehirn materielle Ursachen für psychische Leiden zu finden, um so den Dualismus zu beseitigen. Den kranken Menschen als sozial bedürftiges Wesen anzuerkennen, evolutionär bedingt, kann dieses Problem lösen.

Diese Änderung in der Sichtweise könnte auch die Augen öffnen für die einfachste Art, das Gesundheitssystem sofort zu verbessern. Natürlich braucht Medizin wissenschaftlichen Fortschritt, und Mittel sollten hierhin fließen. Doch während neue Medikamente und Diagnosemethoden nur selten großen Nutzen bringen und dabei große Kosten verursachen, gibt es auch Bereiche, in die investiert werden kann, in denen der Nutzen vollkommen verlässlich ist. Kranke Menschen brauchen Zuwendung von anderen Menschen. Gibt es mehr fürsorgende Menschen, wird das die Lage der Leidenden verbessern. Haben die fürsorgenden Menschen mehr Zeit, werden die Patienten unmittelbar davon profitieren. Dabei kann es sich um hochgebildete Ärzte und Therapeuten handeln oder aber um überzeugte alternative Heiler, empathische Pflegerinnen, engagierte Sozialarbeiter. Die Zuwendung, die Menschen Gesundheit und Wohlbefinden bringt, braucht nicht zwingend die höchsten Abschlüsse. Aber diese Zuwendung braucht trotzdem Anerkennung, in monetärer Hinsicht, in gesellschaftlicher und in wissenschaftlicher Hinsicht, wie wir es hier versuchen. Jedes gute Gespräch kann schon heilsam sein, kann Verschlimmerung verhindern und letztlich mehr Effizienz bringen als alle Personalkürzungen. Einsame Menschen müssten dann nicht ihre Ängste in die Notaufnahme tragen. Überlastete Menschen müssten nicht weiterbuckeln, bis die Symptomatik Zusammenbruch heißt. Ausgeschlossene Kinder könnten dann Hilfe erhalten, bevor sie im Jugendalter straffällig werden. Die so idealistisch-überkandidelt klingende Definition von Gesundheit der Weltgesundheitsorganisation als »ein Zustand völligen psychischen, physischen und sozialen Wohlbefindens und nicht nur das Freisein von Krankheit und Gebrechen« erntet Augenrollen von jenen, die das Zähnezusammenbeißen zum Wohle der Effizienz als wünschenswert erachten. Aber womöglich würden die Menschen viel weniger Krankheitskosten verursachen, wenn das Gesundheitssystem tatsächlich dieses Ideal anstrebte, weil durch die Konzentration auf Gesundheit und nicht Krankheit viel Schlimmes verhindert würde. Dafür braucht es vor allem viele fürsorgende Menschen.

Für solch eine Prioritätensetzung zu argumentieren bleibt schwierig, solange der Mensch als Maschine betrachtet wird, die möglichst effiziente Wartung erfordert. Die Maschinenmetapher hilft als Theorie in der Forschung, aber kann stören in der Praxis. Es gibt da einen ganz einfachen Gedanken, der erscheint völlig absurd, wenn man beim kranken Menschen nur nach der biomechanischen Störung sucht. Es ist ein Gedanke, der aber plötzlich naheliegt, wenn man die Bedürfnisse kennt, die von der Evolution im Menschen für den Fall der Krankheit angelegt sind. Dennoch klingt der Gedanke zunächst widersinnig, weil wir fest daran glauben, dass Kürzen sich lohnt, nicht Großzügigkeit. Der Gedanke klingt zu einfach, verglichen mit den komplexen Sparvorschlägen zur Rettung des Gesundheitssystems. Und da der Gedanke vor diesem breiten Hintergrund so absurd erscheint, soll er bescheiden formuliert sein: Vielleicht wäre es effizienter, sich Zeit zu nehmen.

ZUGEWANDTE ZUKUNFT

NATÜRLICH SIEHT ES im Moment nicht danach aus, dass die Zukunft der Medizin die gemeinsame Zeit von Arzt und Patient in den Mittelpunkt rückt. Ganz im Gegenteil. Das Arzt-Patienten-Gespräch scheint nur noch wichtig, um die Informationen zu sammeln, die für Diagnose und spezifische Behandlung erforderlich sind. Und genau diese Informationen werden womöglich bald ganz woanders herkommen.

Jeder Mensch ist anders krank. Kein Medikament hilft allen Patienten gleichermaßen. Da wäre es doch gut, im Vorhinein zu erkennen, welches Präparat zu welchem Patienten passt, statt bei jedem einzelnen Patienten per Versuch und Irrtum zur hilfreichen Behandlung zu finden. Große Informationsmengen werden uns zu diesem Zweck schon bald zur Verfügung stehen. Die Sequenzierung eines ganzen Genoms wird immer billiger. Die Möglichkeit, Puls und Bewegung durch Tracking-Instrumente aufzuzeichnen, wird immer häufiger genutzt. Eine zentrale digitale Patientenakte befindet sich gerade in der Einführung. Suchmaschinen wissen, wann wir nach welchen Symptomen googeln. Aus diesen großen Datenmengen, gerade wenn man sie miteinander verknüpft, kann man sehr detaillierte Erkenntnisse über Krankheit und effektive Behandlung erfahren.

Bei diesen Maschinenlernverfahren geht es allerdings nur noch um komplexe statistische Zusammenhänge, nicht um ihre Begründung, nicht um Ursache und Wirkung. So können dem treuen Amazon-Kunden vom Algorithmus unzählige Bücher vorgeschlagen werden, die ihm womöglich gefallen. Einfach weil der Kunde aufgrund seiner bisher getätigten Käufe anderen Kunden ähnlich ist, deren Vorlieben man dann auch auf ihn anwenden kann. Statistische Zusammenhänge leiten die Empfehlung. Die Buchhändlerin an der Ecke hat womöglich nicht so viele individuelle Empfehlungen auf Lager, aber dafür kann sie Gründe nennen, warum sie die jeweiligen Bücher dem Kunden empfiehlt. Und Gründe zu haben befriedigt uns Menschen. Lernende Maschinen finden aber auch die statistischen Zusammenhänge, für die es keine Gründe gibt.

In Zukunft werden aus diesen großen Datenmengen nicht nur per Maschinenlernen individuell zugeschnittene Behandlungen errechnet werden, es wird sogar erwartet, dass an die Stelle der Krankheitsdiagnose die Krankheitsvorhersage tritt. Statistische Zusammenhänge, die sich in den Daten finden, lassen dann darauf schließen, dass sich bei einem eigentlich gesunden »Patienten« das Herzinfarktrisiko gerade erhöht hat. Dem tatsächlichen Infarkt kann man dann mit Medikamenten vorbeugen. Woran liegt aber das erhöhte Infarktrisiko? Das lässt sich womöglich nicht sagen, weil die Vorhersage nicht auf menschlichen Annahmen von Ursache und Wirkung beruht, sondern auf den komplexen statistischen Zusammenhängen, die eine künstliche Intelligenz in großen Datenmengen zu Tage gefördert hat.

Die sehr menschlichen, biologisch verankerten, kulturell geformten und beständig sozial ausgehandelten Kategorien von Gesundheit und Krankheit werden durch die Auflösung in Vorhersagen und Wahrscheinlichkeiten verwischt. Kennt ein Leben, das sich beständig an Krankheitsvorhersagen orientiert und alltäglich die entsprechenden Anpassungen in Lebenswandel und Medikation vornimmt, noch den Zustand der Gesundheit? Steht uns dann die Schwäche und das Leiden noch zur Verfügung zur Prüfung und Festigung unserer sozialen Beziehungen, zur Selbstfindung und Neuorientierung?

Wie alle großen technologischen Umbrüche stellt uns auch diese sogenannte »personalisierte Medizin« vor große Herausforderungen. Wird sie billig sein und für jeden verfügbar? Oder wird sie nur etwas sein für jene, die es sich leisten können? Wollen wir tatsächlich wissen, mit welcher Wahrscheinlichkeit wir wann, vielleicht sogar lebensbedrohlich erkranken? Aus der Perspektive, die wir in diesem Buch entfaltet haben, können wir aber noch ganz andere Fragen zu bedenken geben.

Die neue personalisierte Vorhersagemedizin soll nach den gängigen Annahmen Diagnose und Behandlung radikal verbessern, weil sie nicht mehr an die Grenzen menschlichen Denkens gebunden ist. Aber braucht das nun mal menschliche Gehirn des Patienten neben statistisch gültigen Zusammenhängen nicht auch Grund, Ursache und Bedeutung? »Genau dieses Medikament wird Ihnen helfen, weil es vielen anderen Menschen, die Ihnen ähneln, auch schon geholfen hat« ist eventuell eine Geschichte, die das menschliche Bedürfnis nach Sinn befriedigen könnte, aber womöglich sind die statistischen Verfahren bald so komplex, dass solch eine Geschichte eine Lüge wäre. Wenn aber die Wahrheit platt ausgesprochen würde, dass nämlich, erschlossen aus unmöglich zu benennenden statistischen Zusammenhängen, ein nicht kausal begründbares Risiko für eine gewisse Krankheit besteht, weshalb gewisse Behandlungen und Lebensänderungen vorzunehmen sind, die dieses Risiko aus unbekannten Gründen senken, dann bliebe dem Patienten nur übrig, mit großen Augen zu nicken. Wo ist in der Grundlosigkeit seine Entscheidungsfreiheit geblieben? Wo liegt in dem allen der Sinn? Die spezifische Wirkung einer Behandlung wird wohl so effektiv wie noch nie zuvor sein, aber die bedeutsame Behandlung, nach der Signalsymptome verlangen, der Sinn, der unser Leiden erklärt, geht womöglich völlig über Bord. Vielleicht können Algorithmen uns mit großem Erfolg Bücher empfehlen, die uns gefallen, oder Medikamente, die uns helfen. Trotzdem sind uns gerade die Bücher wertvoll, die uns bekannte Menschen aus gewissen Gründen und Überlegungen ans Herz legen, weil wir soziale Wesen sind, die auf Bindung und bedeutsamen Austausch Wert legen. Ebenso verlangt es uns im Kranksein nach Erklärung und sinnvoller Behandlung, weil wir soziale Wesen sind, die eine Evolutionsgeschichte lang genau dadurch länger leben konnten.

Die Big-Data-Medizin entzieht nicht nur der Behandlung ihren Sinn, sondern auch dem Arzt die Autorität. Wenn Diagnose und Behandlungsfindung allein beim Algorithmus liegen, bleibt dem Arzt das bloße Überbringen der Botschaft, womöglich das Erheben zusätzlicher Daten. Aber trägt er noch Verantwortung? Nimmt er noch Deutungen vor und trifft Entscheidungen? Woher gewinnt er noch überzeugende Ausstrahlung, durch bloßen Glauben an die Macht der Maschine? Das überzeugte Auftreten des Arztes ist für den Patienten eine große Quelle von Sinn. Die Worte des Arztes haben mehr

Gewicht, weil er viel investiert hat, um eine Aura dieser Art zu erreichen. Aber wird diese Ausstrahlung nicht untergraben, wenn die eigentliche Autorität vom Computer ausgeht? Auch hier wird womöglich die spezifische Behandlung so effektiv wie nie zuvor, aber der anderen Hälfte der Heilung wird noch weniger Rechnung getragen. Es ist keine bedeutsame Behandlung durch einen anderen Menschen mehr, wenn die menschliche Hand nur die Verlängerung der digitalen Intelligenz ist. Die Bedürfnisse des Menschen bei Krankheit werden nicht vollständig befriedigt.

Diese Bedenken könnte man anmelden, wenn man die soziale Natur des Menschen, seine evolutionär geformten Bedürfnisse bei Krankheit in den Blick nimmt. Aber bezüglich dieser zukünftigen Umwälzungen bestehen auch Hoffnungen für die andere Hälfte der Heilung. Computer entreißen den Ärzten nicht nur Verantwortung, sondern nehmen ihnen natürlich auch Arbeit ab. Man kann angesichts dieser Aussicht das Wesen des Menschen ignorieren und die Einsparung von Arztstellen fordern. Oder aber man nimmt die biologisch geformten Bedürfnisse des Menschen ernst und setzt die Ärzte nicht frei, sondern schenkt ihnen Freiheit. Vielleicht erlaubt gerade die Computerisierung eine dem Menschen zugewandtere Medizin. Vielleicht bedeuten vorhergesagte Leiden weniger Eile, bessere Planbarkeit und eine neue Regelmäßigkeit in der Arzt-Patienten-Beziehung. Vielleicht nehmen die Maschinen den Ärzten den Verwaltungsaufwand von den Schultern. Vielleicht bringt die Digitalisierung mehr Menschlichkeit in die Medizin.

Und wenn Diagnose und Behandlung schon durch genetische Informationen, Verhaltensmessungen und allerlei andere

Daten auf den Körper des Patienten zugeschnitten werden, warum sollten dann nicht auch Behandlung, Umgang und Erklärung auf seine psychischen Bedürfnisse zugeschnitten sein. Dann können uns Computerverfahren helfen, den Therapeuten zu finden, der uns versteht, oder die Ärztin, mit der wir eine langfristige und hilfreiche Beziehung eingehen können. Wenn uns also die Digitalisierung der Medizin ermöglicht, dass wir bessere Beziehungen zu Therapeuten eingehen können und diese mehr Zeit haben, sich uns zuzuwenden, dann könnte das Ziel einer personalisierten Medizin auch das Versprechen einer persönlicheren Medizin beinhalten.

So weit die Medizin auch voranschreitet, die menschliche Natur wird immer rückständig bleiben. Auch wenn immer neue Methoden der Medizin menschliche Zuwendung, Bedeutung und Sinn immer unwichtiger erscheinen lassen, wird das menschliche Bedürfnis genau danach nicht schwinden. So veraltet menschliche Zuwendung, Bedeutung und Sinn auch wirken inmitten von Digitalisierung, Automatisierung und Big-Data-Verfahren, sie werden doch immer modern bleiben.

ANHANG

WEITERFÜHRENDE LITERATUR

DEUTSCH

Nesse, R. M., & Williams, G. C. (2000). Warum wir krank werden. München: Goldmann.

Spiro, H., & Erckenbrecht, I. (2005). Placebo: Heilung, Hoffnung und Arzt-Patient-Beziehung. Bern: Hogrefe AG.

Wampold, B. E. (2017). Die Psychotherapie-Debatte: Was Psychotherapie wirksam macht. Bern: Hogrefe AG.

Ganten, D., Spahl, T., & Deichmann, T. (2011). Die Steinzeit steckt uns in den Knochen: Gesundheit als Erbe der Evolution. München: Piper Taschenbuch.

Pinker, S. (2011). Wie das Denken im Kopf entsteht. Frankfurt am Main: Fischer Taschenbuch.

Zahavi, A., & Zahavi, A. (1998). Signale der Verständigung: Das Handicap-Prinzip. Frankfurt am Main: Insel Verlag.

ENGLISCH

Moerman, D. E. (2002). Meaning, Medicine and the »Placebo Effect«. Cambridge; New York: Cambridge University Press.

Wall, P. (1999). Pain – The Science of Suffering. London: Weidenfeld and Nicolson.

Elkins, D. N. (2015). The Human Elements of Psychotherapy: A Nonmedical Model of Emotional Healing. American Psychological Association.

Kirsch, I. (2011). The Emperor's New Drugs: Exploding the Antidepressant Myth (Reprint). New York, NY: Basic Books.

Humphrey, N. (2003). Great Expectations: The evolutionary psychology of faith-healing and the placebo response. In The Mind Made Flesh: Essays from the Frontiers of Psychology and Evolution (S. 255–288). Oxford; New York: Oxford University Press, U.S.A.

Gaulin, S. J. C., & McBurney, D. H. (2003). Evolutionary Psychology. Upper Saddle River, NJ: Pearson.

QUELLEN

EINLEITUNG

1. David P. Rakel et al., »Practitioner Empathy and the Duration of the Common Cold«, Family Medicine 41, no. 7 (2009): 494–501; David Rakel et al., »Perception of Empathy in the Therapeutic Encounter: Effects on the Common Cold«, Patient Education and Counseling 85, no. 3 (2011): 390–97.
2. Olivier Chassany et al., »Effects of Training on General Practitioners' Management of Pain in Osteoarthritis: A Randomized Multicenter Study«, The Journal of Rheumatology 33, no. 9 (2006): 1827–34.
3. Fabrizio Benedetti, Placebo Effects: Understanding the Mechanisms in Health and Disease by Fabrizio Benedetti (Oxford University Press, 2014).
4. J. Bruce Moseley et al., »A Controlled Trial of Arthroscopic Surgery for Osteoarthritis of the Knee«, New England Journal of Medicine 347, no. 2 (2002): 81–88.
5. Ted J. Kaptchuk, »The Placebo Effect in Alternative Medicine: Can the Performance of a Healing Ritual Have Clinical Significance?«, Annals of Internal Medicine 136, no. 11 (2002): 817–25.
6. Benedetti, Placebo Effects.

ERKENNBAR ERKÄLTET

1. Ron Eccles, »Understanding the Symptoms of the Common Cold and Influenza«, The Lancet. Infectious Diseases 5, no. 11 (2005): 718–25.
2. A. Aubert, »Sickness and Behaviour in Animals: A Motivational Perspective«, Neuroscience and Biobehavioral Reviews 23, no. 7 (1999): 1029–36.
3. B. L. Hart, »Biological Basis of the Behavior of Sick Animals«, Neuroscience and Biobehavioral Reviews 12, no. 2 (1988): 123–37; Robert Dantzer and Keith W. Kelley, »Twenty Years of Research on Cytokine-Induced Sickness Behavior«, Brain, Behavior, and Immunity 21, no. 2 (2007): 153–60.
4. Leander Steinkopf, »The Signaling Theory of Symptoms: An Evolutionary Explanation of the Placebo Effect«, Evolutionary Psychology 13, no. 3 (2015): 1474704915600559.

SCHNELLER SEX UND LANGES LEBEN

1. Patricia C. Lopes et al., »Social Context Modulates Sickness Behavior«, Behavioral Ecology and Sociobiology 66, no. 10 (2012): 1421–28.
2. Patricia C. Lopes et al., »The Impact of Exposure to a Novel Female on Symptoms of Infection and on the Reproductive Axis«, Neuroimmunomodulation 20, no. 6 (2013): 348–60.
3. Randolph M. Nesse, Why We Get Sick: The New Science of Darwinian Medicine (New York: Crown, 1995).
4. Abhishek Trigunaite, Joana Dimo, and Trine N. Jørgensen, »Suppressive Effects of Androgens on the Immune System«, Cellular Immunology 294, no. 2 (2015): 87–94.
5. Arnaud Aubert et al., »Differential Effects of Lipopolysaccharide on Pup Retrieving and Nest Building in Lactating Mice«, Brain, Behavior, and Immunity 11, no. 2 (1997): 107–18.

6. Noah T. Owen-Ashley and John C. Wingfield, »Seasonal Modulation of Sickness Behavior in Free-Living Northwestern Song Sparrows (Melospiza Melodia Morphna)«, The Journal of Experimental Biology 209, no. 16 (2006): 3062–70.

SECHSTER SINN SUCHT SICHERHEIT

1. Nesse, Why We Get Sick.
2. C. L. Raison and A. H. Miller, »The Evolutionary Significance of Depression in Pathogen Host Defense (PATHOS-D)«, Molecular Psychiatry 18, no. 1 (2013): 15–37.
3. J. Edwin Blalock and Eric M. Smith, »Conceptual Development of the Immune System as a Sixth Sense«, Brain, Behavior, and Immunity 21, no. 1 (2007): 23–33.
4. Nicholas Humphrey, »Great Expectations: The Evolutionary Psychology of Faith-Healing and the Placebo Response« in The Mind Made Flesh: Essays from the Frontiers of Psychology and Evolution (Oxford; New York: Oxford University Press, U.S.A., 2003), 255–88; Nicholas Humphrey and John Skoyles, »The Evolutionary Psychology of Healing: A Human Success Story«, Current Biology 22, no. 17 (2012): R695–98.
5. Hart, »Biological Basis of the Behavior of Sick Animals«.
6. Steinkopf, »The Signaling Theory of Symptoms«.

AU, AU – AYE, AYE!

1. Patrick Wall, »Pain – The Science of Suffering« (London: Weidenfeld and Nicolson, 1999).
2. Ebd.
3. Leander Steinkopf, »An Evolutionary Perspective on Pain Communication«, Evolutionary Psychology 14, no. 2 (2016): 1474704916653964; Amanda C. de C. Williams, »Facial

Expression of Pain: An Evolutionary Account«, The Behavioral and Brain Sciences 25, no. 4 (2002): 439–55.

4. Genevieve Swee and Annett Schirmer, »On the Importance of Being Vocal: Saying ›Ow‹ Improves Pain Tolerance«, The Journal of Pain: Official Journal of the American Pain Society 16, no. 4 (2015): 326–34.

5. Richard Stephens, John Atkins, and Andrew Kingston, »Swearing as a Response to Pain«, Neuroreport 20, no. 12 (2009): 1056–60.

6. Wall, »Pain – The Science of Suffering«.

NACHDENKEN, SEINLASSEN, AUFGEBEN

1. Paul W. Andrews and J. Anderson Thomson, »The Bright Side of Being Blue: Depression as an Adaptation for Analyzing Complex Problems«, Psychological Review 116, no. 3 (2009): 620–54.

2. Eric Klinger, »Consequences of Commitment to and Disengagement from Incentives«, Psychological Review 82, no. 1 (1975): 1–25.

3. Caroline Davis and Robert D. Levitan, »Seasonality and Seasonal Affective Disorder (SAD): An Evolutionary Viewpoint Tied to Energy Conservation and Reproductive Cycles«, Journal of Affective Disorders 87, no. 1 (2005): 3–10; Bernard Thierry et al., »Searching-Waiting Strategy: A Candidate for an Evolutionary Model of Depression?«, Behavioral and Neural Biology 41, no. 2 (1984): 180–89.

4. John S. Price and Leon Sloman, »Depression as Yielding Behavior: An Animal Model Based on Schjelderup-Ebbe's Pecking Order«, Ethology and Sociobiology 8 (1987): 85–98.

5. S. Henderson, »Care-Eliciting Behavior in Man«, The Journal of Nervous and Mental Disease 159, no. 3 (1974): 172–81.

6. Paul J. Watson and Paul W. Andrews, »Toward a Revised Evo-

lutionary Adaptationist Analysis of Depression: The Social Navigation Hypothesis«, Journal of Affective Disorders 72, no. 1 (2002): 1–14.

7. Zachary Durisko, Benoit H. Mulsant, and Paul W. Andrews, »An Adaptationist Perspective on the Etiology of Depression«, Journal of Affective Disorders 172 (2015): 315–23.

8. Ethan Kross et al., »Social Rejection Shares Somatosensory Representations with Physical Pain«, Proceedings of the National Academy of Sciences (2011): 201102693.

9. Naomi I. Eisenberger, »The Neural Bases of Social Pain: Evidence for Shared Representations with Physical Pain«, Psychosomatic Medicine 74, no. 2 (2012): 126–35.

10. Paul W. Andrews and Zachary Durisko, »The Evolution of Depressive Phenotypes«, in The Oxford Handbook of Mood Disorders, ed. Robert J. DeRubeis and Daniel R. Strunk (Oxford University Press, 2017), 24–36.

11. Andrews and Durisko.

12. Michael B. Hennessy, Patricia A. Schiml-Webb, and Terrence Deak, »Separation, Sickness, and Depression: A New Perspective on an Old Animal Model«, Current Directions in Psychological Science 18, no. 4 (2009): 227–31.

13. Michael B. Hennessy et al., »Responses of Guinea Pig Pups during Isolation in a Novel Environment May Represent Stress-Induced Sickness Behaviors«, Physiology & Behavior 81, no. 1 (2004): 5–13.

14. Andrew H. Miller and Charles L. Raison, »The Role of Inflammation in Depression: From Evolutionary Imperative to Modern Treatment Target«, Nature Reviews. Immunology 16, no. 1 (2016): 22–34

15. Robert Dantzer et al., »From Inflammation to Sickness and Depression: When the Immune System Subjugates the Brain«, Nature Reviews. Neuroscience 9, no. 1 (2008): 46–56.

KRANKENSTAND UND UMWELTLAGE

1. Steinkopf, »The Signaling Theory of Symptoms«; Horacio Fabrega, Evolution of Sickness and Healing (Berkeley: University of California Press, 1997); Leonid Tiokhin, »So Symptoms of Illnes Serve Signaling Functions? (HINT: YES)«, The Quarterly Review of Biology 91, no. 2 (2016): 177–95.
2. Lawrence S. Sugiyama, »Illness, Injury, and Disability among Shiwiar Forager-Horticulturalists: Implications of Health-Risk Buffering for the Evolution of Human Life History«, American Journal of Physical Anthropology 123, no. 4 (2004): 371–89.
3. Barbara L. Finlay and Supriya Syal, »The Pain of Altruism«, Trends in Cognitive Sciences 18, no. 12 (2014): 615–17.
4. Michael Gurven et al., »From the Womb to the Tomb: The Role of Transfers in Shaping the Evolved Human Life History«, Experimental Gerontology 47, no. 10 (2012): 807–13
5. Randolph M. Nesse, »What Good Is Feeling Bad«, The Sciences, no. November-Dezember (1991): 30–37.

AUSDRUCKSWEISEN VON AUSSICHTSLOSEN

1. Eberhard A. Deisenhammer et al., »Ethnic and Migrational Impact on the Clinical Manifestation of Depression«, Social Psychiatry and Psychiatric Epidemiology 47, no. 7 (2012): 1121–29.
2. DAK, »Psychoreport« (Hamburg, 2015), https://www.dak.de/dak/download/dak-psychoreport-2015-1718180.pdf.
3. Steinkopf, »An Evolutionary Perspective on Pain Communication«; Judith Kappesser and Amanda C. de C Williams, »Pain Judgements of Patients' Relatives: Examining the Use of Social Contract Theory as Theoretical Framework«, Journal of Behavioral Medicine 31, no. 4 (2008): 309–17.

4. Matthew K. Nock, »Actions Speak Louder than Words: An Elaborated Theoretical Model of the Social Functions of Self-Injury and Other Harmful Behaviors«, Applied & Preventive Psychology: Journal of the American Association of Applied and Preventive Psychology 12, no. 4 (2008): 159–68.
5. Edward H. Hagen, Paul J. Watson, and Peter Hammerstein, »Gestures of Despair and Hope: A View on Deliberate Self-Harm From Economics and Evolutionary Biology«, Biological Theory 3, no. 2 (2008): 123–38.
6. Julianne Holt-Lunstad et al., »Loneliness and Social Isolation as Risk Factors for Mortality: A Meta-Analytic Review«, Perspectives on Psychological Science 10, no. 2 (2015): 227–37.

HUSTEN, WIR HABEN EIN PROBLEM!

1. Steinkopf, »The Signaling Theory of Symptoms«.
2. Benjamin L. Hart, »Behavioural Defences in Animals against Pathogens and Parasites: Parallels with the Pillars of Medicine in Humans«, Philosophical Transactions of the Royal Society B: Biological Sciences 366, no. 1583 (2011): 3406–17.
3. Gurven et al., »From the Womb to the Tomb«; Sugiyama, »Illness, Injury, and Disability among Shiwiar Forager-Horticulturalists«.

BETTRUHE ZUR STEINZEIT

1. Gurven et al., »From the Womb to the Tomb«; Sugiyama, »Illness, Injury, and Disability among Shiwiar Forager-Horticulturalists«.
2. Kim Hill and A. Magdalena Hurtado, »Cooperative Breeding in South American Hunter–Gatherers«, Proceedings of the Royal Society B: Biological Sciences 276, no. 1674 (2009): 3863–70.

3. Lorna Tilley, »Theory and Practice in the Bioarchaeology of Care, Bioarcheology and Social Theory« (Switzerland: Springer International Publishing, 2015).

4. Leander Steinkopf, »Disgust, Empathy, and Care of the Sick: An Evolutionary Perspective«, Evolutionary Psychological Science 3, no. 2 (2017): 149–58.

5. Grit Hein et al., »Neural Responses to Ingroup and Outgroup Members' Suffering Predict Individual Differences in Costly Helping«, Neuron 68, no. 1 (2010): 149–60.

6. Leda Cosmides, »The Logic of Social Exchange: Has Natural Selection Shaped How Humans Reason? Studies with the Wason Selection Task«, Cognition 31, no. 3 (1989): 187–276.

7. Steinkopf, »An Evolutionary Perspective on Pain Communication«.

8. Beth Jung and Marcus M. Reidenberg, »Physicians Being Deceived«, Pain Medicine (Malden, Mass.) 8, no. 5 (2007): 433–37.

9. Robert A. Halberstein, »Medicinal Plants: Historical and Cross-Cultural Usage Patterns«, Annals of Epidemiology 15, no. 9 (2005): 686–99.

10. Jan Lietava, »Medicinal Plants in a Middle Paleolithic Grave Shanidar IV«, Journal of Ethnopharmacology 35, no. 3 (1992): 263–66.

11. Karen Hardy et al., »Neanderthal Medics? Evidence for Food, Cooking, and Medicinal Plants Entrapped in Dental Calculus«, Die Naturwissenschaften 99, no. 8 (2012): 617–26.

12. Joseph Velo, »Ochre as Medicine: A Suggestion for the Interpretation of the Archaeological Record«, Current Anthropology, 1984.

LIEBESPERLEN UND ZUCKERPILLEN

1. Ted J. Kaptchuk, »The Placebo Effect in Alternative Medicine«; Matias Vested Madsen, Peter C Gøtzsche, and Asbjørn Hróbjartsson, »Acupuncture Treatment for Pain: Systematic Review of Randomised Clinical Trials with Acupuncture, Placebo Acupuncture, and No Acupuncture Groups«, The BMJ 338 (2009); Karin Meissner et al., »Differential Effectiveness of Placebo Treatments: A Systematic Review of Migraine Prophylaxis«, JAMA Internal Medicine 173, no. 21 (2013): 1941–51.
2. Ted J. Kaptchuk, »The Placebo Effect in Alternative Medicine«; Steinkopf, »The Signaling Theory of Symptoms«; Daniel E. Moerman, Meaning, Medicine and the »Placebo Effect« (Cambridge; New York: Cambridge University Press, 2002).
3. Slavenka Kam-Hansen et al., »Labeling of Medication and Placebo Alters the Outcome of Episodic Migraine Attacks«, Science Translational Medicine 6, no. 218 (2014): 218ra5
4. Lauren C. Howe, J. Parker Goyer, and Alia J. Crum, »Harnessing the Placebo Effect: Exploring the Influence of Physician Characteristics on Placebo Response«, Health Psychology 36, no. 11 (2017): 1074–82.

BEISTAND UND BESSERUNG

1. I. Hashish et al., »Reduction of Postoperative Pain and Swelling by Ultrasound Treatment: A Placebo Effect«, Pain 33, no. 3 (1988): 303–11.
2. Sarah L. Master et al., »A Picture's Worth: Partner Photographs Reduce Experimentally Induced Pain«, Psychological Science 20, no. 11 (2009): 1316–18.
3. Sarah Hurter et al., »Partners' Empathy Increases Pain Ratings: Effects of Perceived Empathy and Attachment Style

on Pain Report and Display«, The Journal of Pain 15, no. 9 (2014): 934–44.

4. Meghan A. Bohren et al., »Continuous Support for Women during Childbirth«, The Cochrane Database of Systematic Reviews 7 (2017): CD003766.

5. J. A. Kulik and H. I. Mahler, »Social Support and Recovery from Surgery«, Health Psychology 8, no. 2 (1989): 221–38.

6. Rakel et al., »Perception of Empathy in the Therapeutic Encounter«.

7. Chassany et al., »Effects of Training on General Practitioners' Management of Pain in Osteoarthritis«.

8. Ted J. Kaptchuk et al., »Components of Placebo Effect: Randomised Controlled Trial in Patients with Irritable Bowel Syndrome«, BMJ 336, no. 7651 (2008): 999–1003.

9. Franck Zenasni et al., »Burnout and Empathy in Primary Care: Three Hypotheses«, The British Journal of General Practice 62, no. 600 (2012): 346–47.

10. Helen Wilkinson et al., »Examining the Relationship between Burnout and Empathy in Healthcare Professionals: A Systematic Review«, Burnout Research 6 (2017): 18–29.

THERAPEUTEN UNTER LEUTEN

1. Bruce E. Wampold, »Die Psychotherapie-Debatte: Was Psychotherapie wirksam macht« (Bern: Hogrefe, 2017).

2. H. H. Strupp and S. W. Hadley, »Specific vs Nonspecific Factors in Psychotherapy. A Controlled Study of Outcome«, Archives of General Psychiatry 36, no. 10 (1979): 1125–36.

3. David N. Elkins, The Human Elements of Psychotherapy: A Nonmedical Model of Emotional Healing by David N. Elkins (American Psychological Association, 2015).

4. Bruce Wampold et al., »A Meta-Analysis of Outcome Studies

Comparing Bona Fide Psychotherapies: Empirically, ›All Must Have Prizes‹«, Psychological Bulletin 122 (1997): 203–15.

BEDEUTUNG ALS BEHANDLUNG

1. Irving Kirsch, »The Emperor's New Drugs: Exploding the Antidepressant Myth, Reprint« (New York, NY: Basic Books, 2011).
2. Juan Undurraga and Ross J Baldessarini, »Randomized, Placebo-Controlled Trials of Antidepressants for Acute Major Depression: Thirty-Year Meta-Analytic Review«, Neuropsychopharmacology 37, no. 4 (2012): 851–64; B. Timothy Walsh et al., »Placebo Response in Studies of Major Depression: Variable, Substantial, and Growing«, JAMA 287, no. 14 (2002): 1840–47.
3. Moseley et al., »A Controlled Trial of Arthroscopic Surgery for Osteoarthritis of the Knee«.
4. Moerman, Meaning, »Medicine and the ›Placebo Effect‹«.
5. Moerman.
6. H. K. Beecher, »Surgery as Placebo. A Quantitative Study of Bias«, JAMA 176 (1961): 1102–7.
7. Howe, Goyer, and Crum, »Harnessing the Placebo Effect«.
8. Moerman, Meaning, »Medicine and the ›Placebo Effect‹«.
9. Ted J. Kaptchuk et al., »Placebos without Deception: A Randomized Controlled Trial in Irritable Bowel Syndrome«, PLOS ONE 5, no. 12 (2010): e15591.
10. Luana Colloca et al., »Overt versus Covert Treatment for Pain, Anxiety, and Parkinson's Disease«, The Lancet Neurology 3, no. 11 (2004): 679–84.

TWO FOR THE SHOW

1. Manvir Singh, »The Cultural Evolution of Shamanism«,
   The Behavioral and Brain Sciences 41 (2018), 1–83.
2. Leander Steinkopf and Mícheál de Barra, »Therapeu-
   tic Encounters and the Elicitation of Community Care«,
   Behavioral and Brain Sciences 41 (2018): 35–36.
3. Leander Steinkopf, »Enhancing Drug Compliance and the
   Placebo Effect by Raising Subjective Expectations«, Medical
   Hypotheses 79, no. 5 (2012): 698–700.

LINDERNDER SCHWINDEL

1. Kristina Klaus et al., »The Distinction between ›Medically
   Unexplained‹ and ›Medically Explained‹ in the Context of
   Somatoform Disorders‹«, International Journal of Behavioral Medicine 20, no. 2 (2013): 161–71.
2. Adnan A. Khan et al., »Somatic Symptoms in Primary Care:
   Etiology and Outcome«, Psychosomatics 44, no. 6 (2003):
   471–78; C. Nimnuan, M. Hotopf, and S. Wessely, »Medically
   Unexplained Symptoms: An Epidemiological Study in Seven
   Specialities«, Journal of Psychosomatic Research 51, no. 1
   (July 2001): 361–67.
3. Clara Steinmüller, »Verwendung von Placebos und unspezi-
   fischen Therapien durch niedergelassene Allgemeinmedi-
   ziner, Orthopäden und Internisten« (Dissertation zur
   Erlangung des akademischen Grades eines Doktors der
   Medizin, Fakultät für Medizin der Technischen Universität
   München, 2017).

PRÄHISTORISCHE PERSPEKTIVE

1. Andrew Whiten and David Erdal, »The Human Socio-Cognitive Niche and Its Evolutionary Origins«, Philosophical Transactions of the Royal Society of London B: Biological Sciences 367, no. 1599 (2012): 2119–29.
2. Steinkopf, »The Signaling Theory of Symptoms«; Fabrega, Evolution of Sickness and Healing.
3. Jean Decety et al., »Empathy as a Driver of Prosocial Behaviour: Highly Conserved Neurobehavioural Mechanisms across Species«, Philosophical Transactions of the Royal Society B: Biological Sciences 371, no. 1686 (2016).
4. Franklin G. Miller and Ted J. Kaptchuk, »The Power of Context: Reconceptualizing the Placebo Effect«, JRSM 101, no. 5 (2008): 222–25.

GESÜNDERE GEGENWART

1. Joshua M. Ackerman and Douglas T. Kenrick, »The Costs of Benefits: Help-Refusals Highlight Key Trade-Offs of Social Life«, Personality and Social Psychology Review 12, no. 2 (2008): 118–40; Jacob M. Vigil and Chance Strenth, »No Pain, No Social Gains: A Social-Signaling Perspective of Human Pain Behaviors«, World Journal of Anesthesiology 3, no. 1 (2014): 18–30.
2. Beverly B. Green et al., »Effectiveness of Home Blood Pressure Monitoring, Web Communication, and Pharmacist Care on Hypertension Control: A Randomized Controlled Trial«, JAMA 299, no. 24 (2008): 2857–67.
3. Bilel Moulahi, Jérôme Azé, and Sandra Bringay, »DARE to Care: A Context-Aware Framework to Track Suicidal Ideation on Social Media« (Web Information Systems Engineering, Puschino, 2017), 346–53.

DANK

Der Autor dankt der *Andrea von Braun Stiftung* für die großzügige Förderung seiner Forschungs- und Schreibarbeit.

Die *Andrea von Braun Stiftung* hat sich dem Abbau von Grenzen zwischen Disziplinen verschrieben und fördert insbesondere die Zusammenarbeit von Gebieten, die sonst nur wenig oder gar keinen Kontakt miteinander haben. Grundgedanke ist, dass sich die Disziplinen gegenseitig befruchten und bereichern und dabei auch Unerwartetes und Überraschungen zu Tage treten lassen.

REGISTER

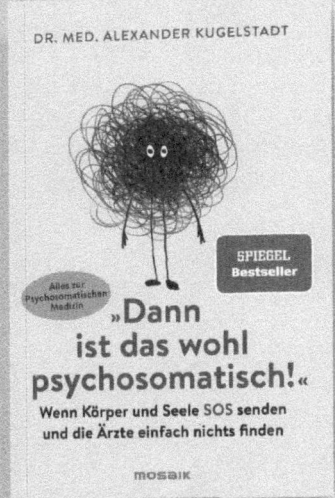
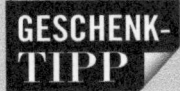
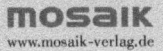

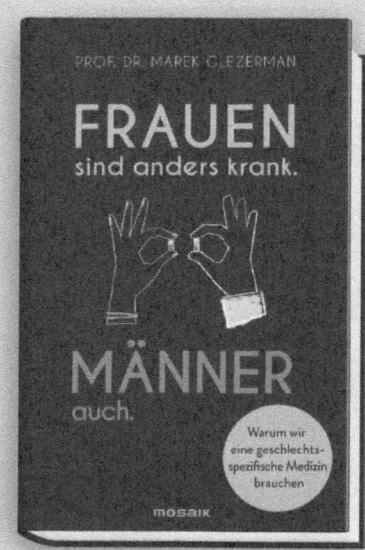
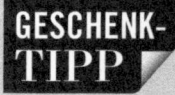